W0234334

IMMUNOLOGIE

ISBN 3-929915-09-X

© ARDEA Verlag

Karl Heinz Herzog
Karolinenstr. 38
90763 Fürth/Bay.
Fax: 0911/776794

Vorwort

Hallo liebe Freunde und Fans unseres Verlags,
nachdem wir heuer - in aller Stille - unser fünjähriges Verlagsjubiläum feiern konnten, ist es mal wieder an der Zeit für einen kleinen Rückblick. Vor fünf Jahren entstand unsere kleine Welt, die wir mit Ihnen teilen. Eine lange Spanne in unsere schnellebigen Zeit. Was ist seitdem nicht alles geschehen, seit wir unser erstes Vademecum für die Heilpraktikerprüfung in den Buchhandlungen vorgestellt haben. Technisch gesehen war dies die Steinzeit der Betriebssysteme. Unser Vademecum entstand damals auf einem der ersten (für uns fast unerschwinglichen) 386er Rechner mit einer sage und schreibe gigantischen Festplatte von 80 Megabyte. Als einzige Auswahl gab es für uns einen PC - an einen Apple-Rechner durfte man damals gar nicht erst denken. Windows nannte sich gerade mal 3.0 und Word war noch weit von einem WinWord entfernt.
Trotz alledem, wir lebten schon damals in einer Zeit, in der es uns selbst möglich war, ein Buch zu schreiben, zu setzen und sogar selbst die Druckvorlage zu erstellen.
Und wie sah es bei Ihren Prüfungen aus?
Nahezu jedes Gesundheitsamt hielt Prüfungen ab - keiner (oder besser, nur wenige) wußte, was sie eigentlich prüfen sollten. Die Auswirkungen davon möchten wir heute gar nicht mehr erst diskutieren.
Und dann kam die Wende. Mit Frau Dr. Rommelfanger betrat endlich jemand mit genügender Kompetenz in beiden Welten die Bühne. Dank ihrer Pionierarbeit entstand unsere Reihe der Amtsarztfragen, die damals schon die zentralisierte Prüfungsform - wie wir sie heute kennen - vorweggenommen hat.
Von Anfang an richteten wir unsere Reihe auf den Typus der Multiple-Choice-Fragen und vor allem auf die verknüpften Fragen aus, denen Sie heute in jeder Prüfung begegnen. Doch nicht alleine hier bewies Frau Dr. Rommelfanger ihr Gespür für das nötige Anforderungsprofil kommender Heilpraktikergenerationen. Dank der unermüdlichen Mithilfe unserer Leser (oder besser - Rommelfanger-Fans) erreichten uns (und erreichen uns noch heute) so viele Prüfungsprotokolle, daß sie mittlerweile zwei Aktenschränke füllen. Diesen immensen Fundus hat Frau Dr. Rommelfanger durchforstet, die Gedächtnisprotokolle, wann immer es nötig war, rekonstuiert, und daraus die relevanten Fragen ausgewählt, die es Ihnen ermöglichen den Prüfungsstoff zu lernen und zu verstehen. Denn - das war unsere eigene Vorgabe - wir wollen Ihnen keine bloße Fragensammlung zum Auswendiglernen anbieten. Die Sorte von Vorbereitung gibt es schon zur Genüge (und es werden immer mehr) - uns geht es darum, Ihnen beim Lernen unter die Arme zu greifen und Verständnislücken zu schließen. Eine große Hilfe war hier für uns die eigene Schule, wo im Unterricht eben deutlich wurde, welche Zusammenhänge für die Schüler schwer zu verstehen waren. Ein deutlicher Beweis dafür, wie gut uns die Umsetzung gelungen ist, ist die Tatsache, daß wir bisher bei unseren Neuauflagen keine großen Änderungen brauchten. Was wir teilweise geändert haben, waren Änderungen am Satz und Layout - also kosmetische Korrekturen (wie auch ein paar Dreckfuhler) - hier tragen wir die technische Unzulänglichkeit der WinDOS-Welt so lange mit uns herum, bis wir die Bücher noch einmal neu erfassen. Aber bis dorthin ist halt noch so viel zu erledigen ...
Deshalb höre ich hier auf mit meinem kleinen Rückblick und stürze mich besser in die Vorbereitungen für unser 1. alternativmedizinisches Symposium - vielleicht sehen wir uns ja bei unserem nächsten ...

Ihr geschätzter Verleger (wo ist denn jetzt wieder der Kugelschreiber)

K. H. Herzog

Fürth, im August 98

Therapie, Therapiehinweise, Tips für die Praxis.

 schlechte Prognose

 gute Prognose

 Hinweise, Tips oder auch wichtiges für die Prüfung was nirgendwo steht aber schon nützlich war.

 Wiederum Hinweise (Sie sehen, das taucht öfter auf), diesmal eher technische Hinweise, Querverweise auf andere Themen oder Fragen, bzw. auch ... daraus folgt, ... das führt zu ...

 Komplikationen, auch **ACHTUNG!** oder Vorzeichen für ernstere Zwischenfälle.

 Aufzählungen, wichtige Punkte (die z. T. auch schon wörtlich so gefordert wurden!)

 ebenfalls Aufzählungen, aber thematisch untergeordnet (im Sinne der Frage)

 Beschwerden des Patienten, Anamnese.

 Labor; Befunde.

 klinische Erscheinungen.

 bei diesem Symbol sollte Ihnen ein Licht aufgehen. Meist handelt es sich um pathophysiologische Fakten.

 hier sollten Sie nachsehen bei ...

 ganz besonders wichtig für Sie: **BEHANDLUNGSVERBOT !!**

§§ das gehört ebenfalls zur **... GESETZESKUNDE !!**

Zu guter letzt noch ein für den Index, der auch zum Lernen gedacht ist. Die fetten Zahlen sind Fragen, in denen das Stichwort verlangt wird, normal gedruckte Zahlen verweisen auf einen Kommentar.

1) **Welche Aussage/n ist/sind richtig:**

Die „Kampfphase" einer Infektion ist im Blutbild durch folgende Parameter gekennzeichnet:

a) Zunahme der neutrophilen Granulozyten
b) verminderte Anzahl der Lymphozyten
c) Zunahme der Eosinophilen
d) Zunahme der Erythrozyten
e) verminderte Albuminkonzentration

A) Nur Aussagen b und e sind richtig.
B) Nur Aussagen a und d sind richtig.
C) Nur Aussagen b und c sind richtig.
D) Nur Aussage c ist richtig.
E) Nur Aussage a ist richtig.

Antwort:

☒ Lösung E.

a) Man kann den Verlauf einer (bakteriellen) Infektion im weißen Blutbild ablesen:

- zu Beginn einer Entzündungsreaktion tauchen die **NEUTROPHILEN GRANULOZYTEN** im Blut auf.
  Sie sind diejenigen Leukozyten, die als erste am Ort des Geschehens (der Infektion) erscheinen
  ➠ **NEUTROPHILE KAMPFPHASE.**
  Die neutrophilen Granulozyten gehören zum **UNSPEZIFISCHEN ABWEHRSYSTEM**; d. h. sie fressen im Entzündungsgebiet vorurteilsfrei alles, was nicht dorthin gehört.

- Als nächstes erscheinen **MONOZYTEN** im Blut.
  Die Blutmonozyten verwandeln sich im Gewebe in **MAKROPHAGEN** und unterstützen die neutrophilen Granulozyten; die Monozyten gehören sowohl zum **SPEZIFISCHEN** als auch zum **UNSPEZIFISCHEN ABWEHRSYSTEM**.
  Bei Bedarf, wenn die Infektion protrahiert zu verlaufen droht (wenn die Bakterien sehr „stark" sind), können Makrophagen weitere Abwehrzellen zu Hilfe holen. Normalerweise ist's aber mit dem Auftauchen der Monozyten im Blut um die Bakterien geschehen, deshalb nennt man diese Phase auch die **MONOZYTÄRE ÜBERWINDUNGSPHASE**.

b)
- Nach den Monozyten tauchen die **LYMPHOZYTEN** im Blut auf.
  Sie beteiligen sich nicht an der Phagozytose, sondern sie sind quasi die Strategen.
  Lymphozyten können sich Bakterien und ihr Vorgehen bei einer Infektion merken und, im Fall eines wiederholten Eindringens derselben Keime, diese so schnell unschädlich machen, daß es nicht zu klinischen Erscheinungen kommt (**GEDÄCHTNISZELLEN**). Abwehrzellen, die ihre Gegner kennen (und bekämpfen) gehören zum **SPEZIFISCHEN ABWEHRSYSTEM**. Wenn die Lymphozyten im Blut auftauchen, ist damit zu rechnen, daß die Infektion bereits erfolgreich bekämpft ist
  ➠ die **LYMPHOZYTÄRE HEILPHASE**.
  ☞ Eine Erhöhung der Lymphozyten im Blut ist jedoch auch dann nachweisbar, wenn aus der akuten Infektion eine **CHRONISCHE** Infektion wird; d. h. wenn es dem Körper nicht gelingt, die Bakterien vollständig zu eliminieren.

c) ● Ganz zum Schluß, wenn die Schlacht erfolgreich geschlagen ist, kommen **AUFRÄUMZELLEN** und beseitigen tote Zelle und Zellfragmente, so daß wieder gesundes Gewebe in den ehemaligen Entzündungsherd einwachsen kann.

Diese Aufgabe übernehmen die **EOSINOPHILEN GRANULOZYTEN**; man hat deshalb nach jeder Entzündung als Zeichen der Aufräumungsarbeiten die **EOSINOPHILE NACHSCHWANKUNG**.

d) Eine Vermehrung des roten Blutvolumens hat mit dem Verlauf einer Infektion oder Entzündung primär nichts zu tun.

Eine Vermehrung der Erythrozyten kann bei Nierenerkrankungen durch eine vermehrte Ausschüttung des Hormons **ERYTHROPOETIN** zustande kommen (**POLYGLOBULIE**) oder durch eine vermehrte Knochenmarksaktivität (**POLYZYTHÄMIE**).

📖 **siehe Amtsarztfragen Hämatologie**

e) Eine **VERMINDERTE ALBUMINKONZENTRATION** kommt bei **LEBERFUNKTIONSSTÖRUNGEN** vor (*Bildungsstörung*) oder bei **NIERENFUNKTIONSSTÖRUNGEN** (*vermehrte Proteinausscheidung z. B. beim nephrotischen Syndrom*).

Sie sehen, eine Albuminverminderung im Blut hat ebenfalls nichts mit einer Infektion oder Entzündungsreaktion zu tun

(*Höchstens indirekt: Leber- oder Nierenbeteiligung bei Infektionsreaktionen*).

❓ Übrigens: Wissen Sie noch die Folgen einer Albuminverminderung im Blut?

ÖDEME

(*wegen der verminderten Rückresorption von Gewebewasser in die Venen und Lymphgefäße*)

📖 **siehe Amtsarztfragen Herz/Kreislauf Vorklinik.**

2) **Welche Aussage/n ist/sind richtig:**

Eine Leukozytose kommt bei folgenden Erkrankungen vor:

a) Herzinfarkt.
b) Typhus.
c) Vitamin B_{12}-Mangel.
d) Ornithose.
e) Hirnmassenblutung.

A) Alle Aussagen sind richtig.
B) Nur Aussagen a, b und d sind richtig.
C) Nur Aussagen b und d sind richtig.
D) Nur Aussagen a, d und e sind richtig.
E) Nur Aussagen b, c und d sind richtig.

Antwort:

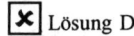 Lösung D.

Eine **LEUKOZYTOSE** ist eine Vermehrung der weißen Blutkörperchen im Blut. Üblicherweise spricht man ab Werten von **10.000** Leukozyten/mm³ von einer Leukozytose.
Eine Leukozytose kann Zeichen einer **INFEKTION** sein, aber auch einfach Zeichen von Aufräumungsarbeiten **NACH EINER NEKROSE**.
Besonders häufig kommt eine Leukozytose bei einer **SCHÄDEL- ODER GEHIRNAFFEKTION** vor.

● Eine Leukozytose tritt also auf bei:

d)   ● den meisten **BAKTERIELLEN INFEKTIONEN**
              (*Ausnahmen siehe unten*)
           ● Peritonitis
           ● Pankreatitis
           ● Schockzustände
a)   ● **HERZINFARKT**
           ● Lungenembolie
e)   ● **HIRNMASSENBLUTUNGEN**
           ● Schädelfrakturen
           ● Epilepsie
           ● oder auch bei vegetativer Umstellung.

○ Eine **LEUKOPENIE** (*Verminderung der weißen Blutkörperchen*) tritt

⊙ bei manchen Infektionskrankheiten auf,

⊙ bei **EIWEISSMANGEL,**

⊙ bei Funktionsstörungen des **KNOCHENMARKS,**

(*Tumore im Knochenmark oder auch der chronische Alkoholismus*)

⊙ bei **AUTOAGGRESSIONSKRANKHEITEN,** sowie

c) ⊙ bei **VITAMIN B12-MANGEL**zuständen.

☼ Wissen Sie noch? Bei Vitamin B_{12}-Mangel kann keine DNA mehr aufgebaut werden; also auch keine Blutzellen mehr. Das Krankheitsbild ist u. a. erkenntlich an großen Erythrozyten, die mit Hämoglobin vollgestopft sind,

➠ die **MEGALOBLASTÄRE ANÄMIE**

📖 **siehe Amtsarztfragen Hämatologie**

☞ Typische (*lernenswerte*) Beispiele für eine Leukopenie wären demzufolge

b) ⊙ **TYPHUS**

⊙ Brucellosen

⊙ **TBC**

⊙ Lupus erythematodes

⊙ rheumatoide Arthritis (*früher pcP*).

3) Welche Aussage/n ist/sind richtig:

Folgende Symptome treten beim anaphylaktischen Schock auf

a)   Puls schnell
b)   Puls langsam
c)   Haut gerötet
d)   Haut blaß
e)   Blutdruck hoch

A)   Nur Aussagen a und e sind richtig.
B)   Nur Aussagen b und d sind richtig.
C)   Nur Aussagen a und c sind richtig.
D)   Nur Aussagen b, d und e sind richtig.
E)   Nur Aussage e ist richtig.

Antwort:

[✖] Lösung C.

Ein **SCHOCK** ist eine **PERIPHERE DURCHBLUTUNGSSTÖRUNG**, deren klinische Progredienz am sog. **SCHOCKINDEX** abzulesen ist.

Der **SCHOCKINDEX** ist das

a, b,e)   Verhältnis zwischen Pulswert und systolischem Blutdruck.
         (*Im Klartext: man spricht dann von einem Schockzustand, wenn der Pulswert hoch und der Blutdruck niedrig ist.*)
         Wenn der Schockindex größer als 1 ist, ist der Schockzustand **BEDROH-LICH**.

📖 siehe Amtsarztfragen Notfallmedizin

Der **ANAPHYLAKTISCHE SCHOCK** ist eine **ALLERGISCHE REAKTION TYP I.**

☼ Pathophysiologisch liegt dem anaphylaktischen Schock eine Erweiterung der peripheren Arteriolen zugrunde;
c,d) der Patient hat eine **ROTE, WARME HAUT.**

☞ Beachten Sie: das Blut versackt in der Peripherie;

         es handelt sich um eine   ⇒   **Ein**   blutung,
         nicht um eine   ⇒   **Durch** blutung der Peripherie.

📖 **siehe auch Amtsarztfragen Herz/Kreislauf Vorklinik und Klinik**

Beim anaphylaktischen Schock treten **SOFORT** nach Allergenexposition Erscheinungen auf:

● der Patient klagt über allgemeinen **JUCKREIZ** und bekommt einen roten Kopf. Im ersten Stadium kann auch z. B. eine Urtikaria auftreten.

☞ Eventuell ist es in diesem Stadium therapeutisch ausreichend, die Allergenzufuhr zu unterbrechen und den Patienten einige Zeit zu beobachten.

● Wenn man die Allergenzufuhr nicht schnell genug unterbricht, wird es dem Patienten schlecht:
  - O **ÜBELKEIT**,
  - O Brechreiz,
  - O Stuhl- und/oder Harndrang.

☞ Es empfiehlt sich, Antihistaminika zu verabreichen, bzw. je nach Schwere des Falles, eine Infusion anzuhängen und (*etwas*) Kortison zu verabreichen.

● Im 3. Stadium kommt es zum **ABSINKEN DES BLUTDRUCKS** und zum **ANSTEIGEN DES PULSWERTS**. Meistens tritt hierbei noch ein **BRONCHOSPASMUS** auf.

☞ Man verabreicht broncholytische Sprays, legt eine Infusion an und appliziert (*viel*) Kortison.

Wenn in diesem Stadium keine sinnvolle Erste Hilfe geleistet wird, kann der Patient ins 4. Stadium abgleiten,

● dem **HERZ- UND KREISLAUFSTILLSTAND**.

☞ Jetzt müssen Sie reanimieren.

Genaueres zu den therapeutischen Maßnahmen
📖 **siehe Amtsarztfragen Notfälle**

4) Welche Aussage ist falsch?

Die Milz

A) liegt retroperitoneal
B) hat einen Hilus
C) liegt auf Höhe der 10. Rippe
D) liegt intraperitoneal
E) ist ein lymphatisches Organ.

Antwort:

[**✗**] Lösung A.

Die **MILZ** ist ein Organ mit einer Doppelaufgabe:

E)
- einerseits dient sie der **BLUTMAUSERUNG** (Erythrozytenabbau), andererseits ist die Milz ein
- **LYMPHATISCHES ORGAN**, das Abwehrzellen beherbergt.

Auch im histologischen Schnittbild spiegelt sich diese Doppelaufgabe wieder:

man unterscheidet bei der Milz

- die **ROTE PULPA** und
- die **WEISSE PULPA**.

Die weiße Pulpa sind Pünktchen im roten Milzgewebe.
Diese weißen Pünktchen entsprechen **LYMPHFOLLIKELN**.

☞ Die Milz kann also nicht nur Thrombozyten speichern, sondern auch Leukozyten.

LAGE DER MILZ:

D,A)   ○   Die Milz liegt im hinteren Meso des Magens **INTRAPERITONEAL**
C)   ○   in Höhe der 10. RIPPE auf der linken Seite.

Normalerweise ist die Milz nicht tastbar; eine tastbare Milz heißt **MILZTUMOR** und stellt immer
einen **KRANKHAFTEN BEFUND** dar.
(*Leukämie, Infektionen, Blutstauungen*)

Die Milz **FILTERT**, im Gegensatz zu den Lymphknoten nicht die Lymphflüssigkeit, sondern das
BLUT. Deshalb muß die Milz natürlich große zu- und abführende Gefäße haben -
B)   den **MILZHILUS**.

Die Milzarterie kommt aus der Aorta, die Milzvene mündet in die Pfortader.

➡ Milzvergrößerung beim Pfortaderhochdruck!

5) Welche Aussage ist richtig?

Die Virchow'sche Drüse ...

A) ...... ist ein Normalbefund.
B) ...... liegt subclaviculär links.
C) ...... ist immer tastbar.
D) ...... ist nur bei bestimmten Erkrankungen tastbar.
E) ...... ist eine endokrine Drüse.

Antwort:

☒ Lösung D.

B) Die **VIRCHOW'SCHE DRÜSE** ist ein vergrößerter tastbarer **LYMPHKNOTEN** (Lymph**DRÜSE**), der **OBERHALB** des Schlüsselbeins, also **SUPRACLAVICULÄR** auf der linken Halsseite liegt.

E) Da ein Lymphknoten keine endokrine Drüse ist, fällt auch hiermit Antwort E weg.

C,A) Dieser Lymphknoten ist nur tastbar, wenn er **VERGRÖSSERT** ist; es handelt sich also **NICHT** um einen Normalbefund.

D) Die Virchow'sche Drüse in ihrer klassischen klinischen Ausprägung ist ca. 3 cm groß, **SCHMERZLOS** und dann tastbar, wenn sich **KREBSZELLEN** hier abgesiedelt haben.

☞ Meistens handelt es sich um **LYMPHKNOTENMETASTASEN EINES MAGEN- ODER ÖSOPHAGUSKARZINOMS.**

☼ Da im Thoraxraum ein Unterdruck herrscht, kann ein Teil der Lymphe des Magens und des Ösophagus über supraclaviculäre Lymphknoten abfließen .
(Der größte Teil fließt allerdings über aortale Lymphdrüsen ab.)

☞ **MERKE:**

Die Virchow'sche Drüse ist, bis zum Beweis des Gegenteils, als Lymphknotenmetastase eines Magen- oder Ösophagus-Karzinoms zu betrachten!

6) **Welche Aussage/n zu den Allergien ist/sind richtig:**

a)   Allergien treten häufig im Winter auf.

b)   Allergien treten oft bei Bäckern und Friseuren auf.

c)   Meiden des Allergens ist bei sachgerechter Behandlung nicht notwendig.

d)   Allergien sind angeboren.

e)   Eine allergische Reaktion ist immer direkt nach dem Allergenkontakt sichtbar.

A)   Alle Aussagen sind richtig.

B)   Nur Aussagen a, c und e sind richtig.

C)   Nur Aussagen b, d und e sind richtig.

D)   Nur Aussagen b und d sind richtig.

E)   Nur Aussage b ist richtig.

Antwort:

☒ Lösung E.

ALLERGIEN sind **ERWORBENE ÜBERREAKTIONEN DES IMMUNSYSTEMS.**

d) Eine allergische **DISPOSITION** (*eine erhöhte Empfänglichkeit für Allergien*) kann angeboren sein, aber niemals eine Allergie selbst.

c) Die erfolgversprechendste Möglichkeit, mit Allergien fertig zu werden ist, zumindest zeitweise den **KONTAKT** zum Allergen möglichst konsequent zu **MEIDEN**.
Desensibilisierungsmaßnahmen sind risikoreich und bringen auch nicht immer den gewünschten Erfolg.
Das einzig Gute daran ist, daß das Immunsystem in der Heftigkeit seiner Reaktionen ab dem 30. **LEBENSJAHR** nachläßt, so daß sich ab diesem Alter auch die allergischen Reaktionen abschwächen.

Die Allergien teilt man nach dem pathophysiologischen Geschehen in 4 Allergie-Typen ein:

● die **ALLERGIE TYP I** ist die häufigste Allergieform. Sie eine Allergie vom **SOFORTTYP**. Sie heißt auch **ANAPHYLAKTISCHE REAKTION**. Es handelt sich hierbei um eine überschießende Entzündungsreaktion, bei der beispielsweise im Blut das **IGE** deutlich erhöht ist.

➠ Die Reaktion tritt im typischen Fall **SOFORT** nach der Allergenexposition auf.

☞ Zu den klinischen Erscheinungen der Allergie Typ I gehören z. B.

b)
- ● der **HEUSCHNUPFEN,**
- ● das **ASTHMA BRONCHIALE** (auch das Bäckerasthma),
- ● das Quincke-Ödem,
- ● die **URTIKARIA** und auch
- ● der **ANAPHYLAKTISCHE SCHOCK.**

a) Da diese Allergieform die, am weitesten verbreitete ist, sind auch die allergischen Erscheinungen im **FRÜHJAHR** und im **SOMMER** häufiger als im Winter (*Heuschnupfen!*).

● die **ALLERGIE TYP II** ist die sogenannte **ZYTOTOXISCHE REAKTION.** Hierbei werden Antikörper gegen Zellmembranen gebildet, diese wiederum aktivieren das Komplementsystem
  siehe Frage # 39
und das Ganze führt zu einer Lysis der betroffenen Zelle.

☞ Klinische Beispiele für die Allergie Typ II wären **HÄMOLYSEN** nach inkompatibler **BLUT-TRANSFUSION,** oder auch die hämolytischen Erscheinungen beim Auftreten von Kälte- oder Wärmeantikörpern.
  siehe Amtsarztfragen Hämatologie
Die Allergie Typ II ist ebenfalls eine Reaktion vom Soforttyp.

● die **ALLERGIE TYP III** ist pathophysiologisch eine **ABLAGERUNG VON IMMUN-KOMPLEXEN.**
Hierbei handelt es sich um eine **UNKOORDINIERTE IMMUNOLOGISCHE REAKTION,** bei der Immunkomplexe (*Konglomerate aus Antigen & Antikörpern*) nicht phagozytiert (*gefressen*) werden.
Wenn im Verhältnis zu den Antigenen übermäßig viele Antikörper vorliegen, kommt es zur Bildung von unlöslichen Präzipitaten; diese kreisen zunächst im Blut und setzen sich dann, der Hämodynamik, bzw. der Schwerkraft folgend, in irgendwelchen Kapillarschlingen ab.
Etliche Stunden später kommt es dann doch noch zur Phagozytose dieser Immunkomplexe durch Leukozyten; leider wissen aber dann diese Zellen nicht, wann sie mit dem Fressen aufhören sollen und so kommt es zusätzlich
➦ zur **GEWEBSSCHÄDIGUNG.**
Man nennt diese Allergie Typ III deshalb auch **SERUMKRANKHEIT** oder das allergische Geschehen auch **ARTHUS-REAKTION.**

☞ Die klinischen Erscheinungen der Serumkrankheit sind nach Beginn der Phagozytose durch die Leukozyten am deutlichsten:

    ○ Fieber,
    ○ Durchfälle,
    ○ Exantheme
       (*Erythema nodosum, Erythema exsudativum multiforme*),
    ○ Hautblutungen (*Petechien*) wegen Gefäßbefalls,
    ○ Lymphknotenschwellungen,
    ○ Arthritis und, ganz wichtig für die Prüfung, auch die
    ○ **GLOMERULONEPHRITIS.**

Auch die Allergie Typ III ist eine Reaktion vom Soforttyp.

● Die **ALLERGIE TYP IV** ist eine Reaktion vom **SPÄTTYP**;

e) hier sind die allergischen Veränderungen frühestens nach 12 Stunden zu sehen; meistens dauert die Manifestation 1 bis 4 Tage. Pathophysiologisch handelt es sich um eine Überempfindlichkeitsreaktion der **T-LYMPHOZYTEN**. Diese wiederum aktivieren die **MAKROPHAGEN**, so daß man bei dieser Allergieform eine Überaktivität der T-Lymphozyten und der Makrophagen feststellen kann.

☞ Ein klinisches Beispiel für diese **ALLERGISCHE REAKTION VOM VERZÖGERTEN TYP**

b) ist das **KONTAKTEKZEM** der Friseure oder die **TUBERKULINREAKTION**:

     ● beim Kontakt des Körpers mit Tuberkelbakterien wird hauptsächlich das T-Zell-System aktiviert;

     ● bei einem erneuten Kontakt mit Tbc-Bakterien kommt es zu einer Überreaktion der T-Lymphozyten.

Der Bekämpfungsmechanismus besteht darin, die Bakterien durch Makrophagenwälle an der Ausbreitung in den Körper zu hindern (**GRANULOM**-bildung).

📖 **siehe Amtsarztfragen Infektionskrankheiten**

Der **TUBERKULINTEST** zeigt dieses recht anschaulich:

     ● bei diesem Test appliziert man geringe Mengen von Membranbestandteilen der Tbc-Bakterien in die Haut;

     ● wenn der Körper früher bereits in Kontakt mit Tbc-Bakterien gekommen ist. errichtet er um diese Stelle herum eine Makrophagenwall -

     ➡ sichtbar dadurch, daß sich an diesen Stellen ein kleines rotes, festes Knötchen bildet

     ☞ der Test ist **POSITIV**.

Weitere klinische Beispiele wären die **CHROM-NICKEL-ALLERGIEN**: Jeansknopfallergien oder die Allergie auf Modeschmuck.

7) Sie sind in einem Spezialitätenrestaurant. Plötzlich steht einen Frau auf; sie hat Kopfschmerzen, Schwindel und einen bläschenartigen, juckenden Ausschlag am Stamm.

Welche Aussage ist richtig?

Wahrscheinlich handelt es sich um ...

A)   Lebensmittelvergiftung
B)   Heuschnupfen
C)   Kreislaufkollaps wegen akuter Endokarditis
D)   übermäßige Reaktion des Körpers auf Histamine
E)   eine Schimmelpilzallergie

Welche Sofortmaßnahmen ergreifen Sie?

Antwort:

☒ Lösung D;

☒ intravenöse Applikation von Antihistaminika; ev. Klinikeinweisung.

D) Im Verlauf einer Entzündungsreaktion werden **BOTENSTOFFE** freigesetzt, die die Reaktionen der Abwehrzellen untereinander koordinieren. Solche Botenstoffe sind **INTERLEUKINE** oder **GEWEBSHORMONE.**
Zu den Gewebshormonen gehört unter anderem auch das **HISTAMIN** aus den Mastzellen.
(Andere Gewebshormone, die an Entzündungsreaktionen beteiligt sind sind z. B. Serotonin oder die Prostaglandine)
📖 **siehe Amtsarztfragen Hormonsystem**

Die Histaminausschüttung wird normalerweise dadurch induziert, daß **IgE** mit Antigenen Komplexe bilden und dadurch die **MASTZELLEN**membran durchlässig wird.
➡ Bei einer hyperergischen (*allergischen*) Geschehen läuft dieser Vorgang **ÜBERMÄSSIG** ab.

Nun gibt es sog. **PSEUDOALLERGIEN**, das sind allergieähnliche Reaktionen des Körpers, bei denen die Ursache jedoch nicht in einer Erhöhung der zirkulierenden IgE liegt und bei denen keine Sensibilisierungsreaktion vorangehen muß.

☞ Die klinischen Erscheinungen gleichen exakt denen der „normalen" Allergien:

- Kopfschmerz,
- Schwindel,
- Urtikaria,
- Asthma,
- Durchfall etc.

Ursachen solcher Pseudoallergien können sein:

1. Manche **FISCHSORTEN** (*Schellfisch z. B.*) enthalten viel **HISTAMIN**.
   Bei manchen Personen kann dieses Histamin durch die Darmwand aufgenommen werden und zu pseudoallergischen Erscheinungen führen (*siehe den, in der Frage geschilderten Fall.*).
2. **ERDBEEREN** können endogenes Histamin in inadäquater Weise freisetzen.
3. Manche **KONSERVIERUNGSSTOFFE** setzen Stoffe frei, die Makrophagen anlocken.

Die Diagnose wird hierbei über den **IGE**-Spiegel gestellt; wichtig ist hierbei, daß das **AUSMASS DER KLINISCHEN ERSCHEINUNGEN PROPORTIONAL DER ZUGEFÜHRTEN MENGE DES NAHRUNGSMITTELS** ist.
(*Das ist bei echten Allergien nie der Fall!*).

Als Sofortmaßnahmen sind bei diesem Krankheitsbild **ANTIHISTAMINIKA** sinnvoll; wenn die Krankheitserscheinungen stark ausgeprägt sind, ist ein Klinikeinweisung notwendig.
Auch bei den Pseudoallergien kann es zum **SCHOCK** kommen!

A) Eine **LEBENSMITTELVERGIFTUNG** wird durch Keime hervorgerufen, die meist im bereits zubereiteten Lebensmittel, das bei Zimmertemperatur aufbewahrt wird, wachsen.
In den meisten Fälle äußert sich so etwas mit **BRECHDURCHFALL**, eventuell sogar mit Fieber.

Aber:

alle Enteritiden haben eine **INKUBATIONSZEIT** von einigen Stunden. d. h. man bemerkt die Bescherung meistens erst Zuhause.

Eine Enteritis dauert für gewöhnlich einen halben bis 2 Tage und heilt dann folgenlos aus.
Eine Enteritis ist meldepflichtig bei **VET** und fällt somit unter das Behandlungsverbot für den HP!

B) HEUSCHNUPFEN ist eine **ALLERGIE TYP I** und macht sich durch eine

- Konjunktivitis,
- Nasenlaufen und ev.
- Asthma bemerkbar.

Häufig ist die Überreaktion auf Pollen; sie macht sich im Freien bemerkbar; im Restaurant trifft man Heuschnupfen eher selten.

C) Eine akute **ENDOKARDITIS** macht sich in **HERZRHYTHMUSSTÖRUNGEN** bemerkbar. Direkt unter dem Endokard liegt das Reizleitungssystem des Herzens -

📖 **siehe Amtsarztfragen Herz/Kreislauf Vorklinik**

Bei Erkrankungen der Herzinnenhaut ist auch immer die Erregungsleitung verändert.

Als Resultat der unkoordinierten Myokardaktion ...

- hört man recht uncharakteristische Herzgeräusche,
  (*die klassischen Klappenfehlergeräusche treten erst nach der Abheilung der akuten Phase auf*);
- der Patient hat hohes Fieber und
- ist schwer krank.

Eine Endokarditis kann zwar aufgrund einer immunologischen Fehlreaktion entstehen (*akutes rheumatisches Fieber nach Infektionen mit β-hämolysierenden Streptokokken der Gruppe A*); Patienten mit dieser Krankheit schleppen sich für gewöhnlich nicht noch in ein Spezialitätenrestaurant um dort dann endgültig zusammenzubrechen.

E) Eine Allergie auf **SCHIMMELPILZE** macht sich klinisch in einem allergischen **DAUERSCHNUPFEN** bemerkbar, der dann nach einiger Zeit (*normalerweise nach Jahren*) auch in ein allergisches **BRONCHIALASTHMA** übergehen kann.

📖 Die Krankheitskarriere geht meist über eine **POLLENALLERGIE** (*Heuschnupfen*), die im Laufe der Zeit immer stärker wird und die sich auf Schimmelpilze und Hausstaubmilben ausbreitet.

Selbst wenn man in diesem Restaurant Schimmelpilze serviert hätte, hätte ein Allergiker keine derart starken Symptome bekommen.

Eine Schimmelpilzallergie führt in der Regel zu **CHRONISCHEN**, nicht zu akuten klinischen Erscheinungen.

8) **Welche Aussage ist richtig?**

Bei einer floriden Infektion mit bis dato unbekannten Antigenen, läßt sich als erstes folgender Antikörper im Blut nachweisen:

A) Ig G
B) Ig M
C) Ig E
D) Ig A
E) Ig D.

Antwort:

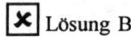 **X** Lösung B.

ANTIKÖRPER werden von aktivierten **B-LYMPHOZYTEN** (*den Plasmazellen*) gebildet.
Sie sind **EIWEISSKÖRPER** mit einer **Y-FÖRMIGEN** Gestalt und dienen als „**FRESS-SIGNAL**"
für phagozytierende Zellen.
Antikörper sind im Blut und in der Gewebsflüssigkeit nachweisbar. Im Blut können die Antikörper
durch die Elektrophorese quantifiziert werden -
siehe Amtsarztfragen Hämatologie -
sie stellen die γ-**GLOBULIN-FRAKTION** dar.

Es gibt 5 verschiedene Klassen von Antikörpern:

A) Die **IGG** (*Immunglobuline G*).

Die IgG stellen den **HAUPTANTEIL** der Antikörper, die im Blutplasma nachweisbar sind.
Sie dienen dem Schutz des Körpers vor wiederholten Infektionen.

Die IgG patroullieren quasi durch alle Flüssigkeitsräume des Körpers und markieren automatisch und
schnell eingedrungene Antigene, die dann von den Makrophagen z. B. beseitigt werden. Sie sorgen
dafür, daß es bei einem Eindringen von Keimen nicht zu Krankheitserscheinungen kommt .
(*Träger der erworbenen Immunität*)

siehe Amtsarztfragen Mikrobiologie.

B) Die **IGM** sind besonders **GROSSE ANTIKÖRPER**.

Sie bestehen eigentlich aus **5** einzelnen Molekülen, die sich zu einem Makromolekül zusammengeschlossen haben.

(Der Fachausdruck hierfür lautet Pentamer.)

Das IgM heftet sich, genau wie die anderen Antikörpermoleküle auch, an eindringende Keime. Da dieses Molekül jedoch 5 Bindungsstellen hat, können Sie sich vorstellen, daß ein IgM (*im Idealfall*) auch 5 Bakterien binden kann.

Das bedeutet; daß das IgM Bakterien- (*oder Antigen-*) **KONGLOMERATE** hervorrufen kann. Diese Konglomerate aktiveren besonders das Komplementsystem. Ein weiterer Vorteil ist, daß jetzt Bakterien (o. ä.), sich nicht mehr so schnell im Gewebe ausbreiten können.

Deshalb ist das IgM das erste Immunglobulin, das bei einer Infektion mit unbekannten Erregern erscheint.

➠ *(Wenn dem Körper das Antigen bekannt ist, erscheint IgG)*

C) **IGE** sind normalerweise nur in sehr niedriger Konzentration im Serum nachweisbar.

Antigen-Antikörperkomplexe mit IgE aktivieren die **MASTZELLEN**, diese schütten daraufhin **HISTAMIN** aus.

Histamin sorgt für eine Permeabilitätsteigerung in der terminalen Strombahn und führt an den Bronchien (*und am Uterus*) zu einer Konstriktion.

📖 **siehe Amtsarztfragen Hormonsystem**

Die IgE-Franktion ist bei Allergien Typ I erhöht.

📖 **siehe Frage # 6**

D) Immunglobuline aus der Gruppe A (*IGA*) sind **SCHLEIMHAUTSTÄNDIG**, d. h. sie schützen die empfindlichen Schleimhäute des Magen-Darm-Trakts vor Infektionen.

☞ *Schauen Sie sich doch im Histologie-Atlas die unterschiedlichen Dicken von Plattenepithel der Haut und von der Lamina epithelialis der Mukosa des Darms an!*

Die IgA bestehen aus 2 zusammengesetzten Molekülen; sie sind ein **DIMER** und wirkt besonders auf **GRAMPOSITIVE** Bakterien. Das bedeutet, daß das IgA 2 Bakterien oder Antigene gleichzeitig binden kann. Der so entstehende Antigen-Antikörperkomplex ist zu groß, um durch die Schleimhaut des Darms zu diffundieren. Eine weitere Besonderheit des IgA ist die Tatsache, daß dieses Molekül **NICHT DURCH DIE VERDAU-UNGSSÄFTE AUFGESPALTEN** (*verdaut*) wird. Das IgA ist also auch noch im Dickdarm beispielsweise wirksam.

IgA ist in höherer Konzentration in der **MUTTERMILCH**. Dadurch wird verhindert, daß der, bei der Geburt noch keimfreie (sterile) Magen-Darm-Trakt des Kindes mit pathogenen Keimen besiedelt wird.

- Pathogene Keime wären z. B. Clostridien,
- nicht pathogene Keime z. B. E. coli oder Lactobacillen.

E) Die Funktion der **IGD** ist nicht so genau bekannt. Man weiß, daß sie auf der Oberfläche reifer B-Zellen erscheinen, aber das ist im Prinzip schon alles.
Naja, es reicht, wenn Sie wissen, daß es sie gibt.

9) Welche Typen von Allergien kennen Sie?

   Nennen Sie charakteristische Symptome und pathophysiologische Ursachen!

Antwort:

☒ Es gibt 4 Typen von Allergien;

- die **Allergie Typ I** ist eine Allergie vom Soforttyp; pathophysiologisch handelt es sich um eine Erhöhung des IgE im Blut.
  Charakteristische Symptome sind Nasenlaufen, Konjunktivitis, Asthma und der anaphylaktische Schock.

- Die **Allergie Typ II** ist gekennzeichnet durch die Bildung zytotoxischer Antikörper und kommt z. B. bei Bluttransfusionszwischenfällen vor.
  Klinisches Kennzeichen ist die Anämie.

- Die **Allergie Typ III** ist gekennzeichnet durch das Auftreten von Immunkomplexen.
  Die Klinik kann sich z. B. in einer Glomerulonephritis bemerkbar machen.

- Die **Allergie Typ IV** ist eine zellulär bedingte Überempfindlichkeitsreaktion. Es kommt zur Bildung von Granulomen, oder zur Bildung von Hautinfiltrationen.

Die **ÜBEREMPFINDLICHKEITSREAKTIONEN** teilt man in 4 Reaktionstypen ein:

➠ die Allergietypen I bis III gehören zu den **Sofortreaktionen,**
➠ die Allergie Typ IV ist eine Reaktion vom **Spättyp.**

● Die **ALLERGIE TYP I**:

Bei dieser Form handelt es sich pathophysiologisch um ein vermehrtes Auftreten von **IGE** (*im Blut nachweisbar*). Das IgE bindet sich an **MASTZELLEN** und Basophile und induziert inadäquate „Entzündungsreaktionen".

☞ Klinische Beispiele sind:

    ○ der **ANAPHYLAKTISCHE SCHOCK**.
    Es handelt sich um einen mehr oder weniger rasch verlaufenden Kreislaufkollaps, der dadurch entsteht, daß sich alle peripheren Arteriolen gleichzeitig öffnen.
    📖 **siehe Amtsarztfragen Herz/Kreislauf Klinik**
    Der anaphylaktische Schock tritt besonders auf nach eine **i.v.**-Gabe von unverträglichen Medikamenten auf.

    ○ das **ASTHMA BRONCHIALE**

    ○ der **HEUSCHNUPFEN**.
    Der sog. Heuschnupfen ist eine allergische Rhinitis, die meistens mit einer Konjunktivitis einhergeht.

    ○ **URTIKARIA** - die Nesselsucht.
    Hier kommt es zur Ausbildung von intracutanen Ödemen. Auch die Urtikaria kann, wenn sie stark ausgeprägt ist, zu einem Schockzustand führen (*hypovolämischer Schock*).

● Die **ALLERGIE TYP II**:

Die Allergie Typ II ist durch die Bildung von **ANTIKÖRPERN** gekennzeichnet, die **GEGEN ZELLOBERFLÄCHEN** gerichtet sind. Dadurch wird in erster Linie das **KOMPLEMENTSYSTEM** aktiviert und es kommt zur Lysis der betroffenen Zellen.
Deshalb nennt man solche Antikörper auch **ZYTOTOXISCHE ANTIKÖRPER**.

☞ In der Praxis kommt so etwas vor, wenn die falsche **BLUTGRUPPE** transfundiert wird, bei Neugeborenen mit Rhesus-Inkompatibilität oder auch bei hämolytischen Anämien aufgrund von **WÄRME- ODER KÄLTE-ANTIKÖRPERN**.
📖 **siehe Amtsarztfragen Hämatologie**

● Die **ALLERGIE TYP III**:

Hier kommt es zu einer Ablagerung von **ANTIGEN-ANTIKÖRPER-KOMPLEXEN** in den Geweben.

Es handelt sich bei dieser Allergieform um eine Art Kommunikationsstörung der Abwehrfaktoren untereinander: normalerweise werden Antikörper gebildet, diese lagern sich den entsprechenden Antigenen auf und markieren sie dadurch. Es werden hiermit phagozytierende Zellen (*Makrophagen z. B.*) angelockt; diese fressen die markierten Antigene (*samt den Antikörpern*). Eine andere Möglichkeit ist, daß durch die Anlagerung von Antikörpern auf Zelloberflächen das Komplementsystem aktiviert wird; hieraus resultiert eine Lysis (*Auflösung*) der Zelle.

Nun stellen Sie sich vor, die Makrophagen hätten zuwenig Appetit und würden die Antigen-Anitkörper-Komplexe nicht fressen wollen; das Resultat wäre, daß zwar alle Antigene markiert sind, daß Viren oder Bakterien (*oder Bestandteile derselben*), die so mit Antikörpern beladen sind, auch im Körper keine größeren Schäden mehr anrichten können, aber die Komplexe kreisen mit dem Blutstrom durch die Organe. Diese Immunkomplexe werden sich irgendwo in den Gefäßen oder im Gewebe ablagern.

Nach einiger Zeit werden die Phagozyten dann doch noch „hungrig" und versuchen jetzt, das Versäumte nachzuholen: sie fressen die **IMMUNKOMPLEXE** samt den umgebenden Geweben.

☞ Klinisch kann es also beispielsweise zu einer

    ○ Vaskulitis (*Gefäßentzündung*) kommen, zu einer
    ○ Arthritis,
    ○ Dermatitis oder, im Bereich der Niere, zu einer
    ○ **GLOMERULONEPHRITIS**.

● Die **ALLERGIE TYP IV**:

Bei der Allergie Typ IV handelt es sich um eine **ALLERGIE VOM SPÄTTYP**.
Die allergische Reaktion tritt frühestens 12 Stunden nach Allergenexposition auf. Bei dieser
Allergieform handelt es sich um eine **ÜBERREAKTION DER T-LYMPHOZYTEN**.
Die T-Lymphozyten aktivieren über Lymphokine Makrophagen und diese bilden um das fremde Agens entweder einen Wall, wie es z. B. die Granulombildung bei der Tuberkulose darstellt
oder sie induzieren Entzündungsreaktionen.
Bei dieser Form der Allergie ist es auch möglich, daß der auslösende Stoff ein kleines Molekül
oder nur ein Atom ist, und sich erst im Körper mit körpereigenen Eiweißen verbindet. Man
nennt dieses kleine Molekül, das eigentlich zu klein ist, um Antikörper zu binden, ein **HAPTEN**.

📖 **siehe Fragen # 9 und # 20**

Die allergische Reaktion richtet sich dann gegen die Eiweiß-Atom-Verbindung.

☞ Klinische Beispiele für eine Allergie Typ IV ist

      O   die Tuberkulinreaktion (*Tine-Test*),
      O   die Chrom-Nickel-Allergie,
      O   das Kontaktekzem oder
      O   die Transplantatabstoßung.

📖 **siehe Frage # 6**

10) Welche Immunglobuline sind bei Allergien erhöht?

Antwort:

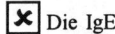 Die IgE.

Wenn Sie sich an die **Fragen # 6, # 8, und # 9** erinnern, wissen Sie noch, daß im Normalfall die Konzentration an **IGE** im Blut verschwindend gering ist.
Erst bei allergischen Reaktionen nach dem **TYP I** sind sie signifikant erhöht (auch bei Wurm- oder Parasiteninfektionen).

Die **IGE-ANTIKÖRPER** sind recht spezifische Antikörper, die, wenn sie sich mit einem Antigen verbunden haben, besonders leicht an **MASTZELLEN** anlagern. Die Mastzellen schütten daraufhin **HISTAMIN** aus und initiieren die Entzündungsreaktion.
Histamin sorgt für eine **ERHÖHTE PERMEABILITÄT DER KAPILLAREN** und für einen leichtern Austritt von Zellen und Plasma in das betroffene Gewebe.

Bei einem ersten Kontakt mit einem Allergen werden erst einmal IgE produziert. Die Produktion dauert 10 bis 14 Tage; bis dahin ist der Allergenreiz längst wieder weg.

Bei einem **2. KONTAKT** jedoch stehen die IgE's bereits Gewehr bei Fuß, so daß die überschießende Entzündungsreaktion jetzt sofort eingeleitet werden kann,
➡ der Patient ist sensibilisiert.

11) Welche Zellen sind an der zellulären Abwehr beteiligt?

Antwort:

[✗] Die T-Lymphozyten.

Bei den Abwehrreaktionen unterscheidet man die sog.

- humorale und die
- zelluläre Abwehr.

- Mit **HUMORALER ABWEHR** meint man, daß Stoffe produziert werden, die **LÖSLICH** im Blutplasma nachweisbar sind: die Antikörper.

☞ Wie Sie noch wissen, werden Antikörper von aktivierten **B-LYMPHOZYTEN** produziert, den **PLASMAZELLEN**.

- Unter **ZELLULÄRER ABWEHR** versteht man, daß es sich hier nicht um etwas Lösliches, sondern um eine spezielle Zellfunktion handelt; die „handelnden Zellen" sind die **T-LYMPHO-ZYTEN**.

(Später hat man herausgefunden, daß man die Gruppe der T-Lymphozyten noch weiter unterteilen kann: es gibt T-Helfer-Zellen, T-Suppressorzellen und zytotoxische T-Zellen.)

12) Welcher Erkrankung würden Sie eine ulnare Deviation der Finger zuordnen?

Antwort:

☒ Der rheumatoiden Arthritis.

Die **RHEUMATOIDE ARTHRITIS**, früher primär chronische Polyarthritis (*pcP*) genannt, ist eine **AUTOAGGRESSIONSKRANKHEIT**. Sie ist eine sehr häufige Krankheit.

Pathophysiologisch wird ein Antikörper (**IGG**) gegen Kollagen gebildet, und gegen diesen Antikörper wiederum ein weiterer,

➠ ein **IGM**.

Das IgM läßt sich serologisch bestimmen und ist der „**RHEUMAFAKTOR**".

☞ Die klinischen Erscheinungen sind im Anfang recht uncharakteristisch:

● die Krankheit beginnt mit **MORGENSTEIFE** der Finger.

● Später kommen schmerzhafte, **SYMMETRISCHE SCHWELLUNGEN** der **MITTEL- UND GRUNDGELENKE DER FINGER** hinzu.

● In fortgeschrittenen Fällen sieht man Gelenksdeformitäten, wie z. B. die **ULNARE DEVIATION** der Finger (die Finger II bis V sind im Grundgelenk nach ulnar verschoben), weiter kommt es zu einer Beteiligung der Sehnen

     ○ **KNOPFLOCHDEFORMITÄT**,

     ○ **SCHWANENHALSDEFORMITÄT**,

     ○ oder im Kniebereich zur **BAKERZYSTE**.

● An Stellen vermehrten Drucks auf das Gewebe entstehen schmerzlose **RHEUMAKNOTEN**.

● Bei einer rheumatoiden Arthritis kann es auch einmal zu **FIEBERSCHÜBEN** kommen.

Eine gut wirksame Therapie gibt es zur Zeit noch nicht; aber:

☞ nie bei Rheumatikern die Abwehr anregen, Sie induzieren sonst den nächsten Schub!

13) Beurteilen Sie beide Aussagen und die Verknüpfung:

Der Tuberkulintest gibt Auskunft über eine Tbc-Erstinfektion,

weil

der Tuberkulintest auf dem Mechanismus einer Allergie Typ I basiert.

A)   Beide Aussagen und die Verknüpfung ist richtig.
B)   Nur beide Aussagen sind richtig.
C)   Nur die erste Aussage ist richtig.
D)   Nur die zweite Aussage ist richtig.
E)   Keine Aussage ist richtig.

Antwort:

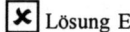 Lösung E.

Der **TUBERKULINTEST** basiert auf dem Reaktionsmechanismus einer **ALLERGIE TYP IV**.

Beim Tuberkulintest appliziert man eine geringe Menge an Zellwandbestandteilen von Tbc-Bakterien.

Wenn der Körper bereits mit Tbc-Bakterien in Kontakt gekommen ist, bilden sich nach 2 Tagen kleine **GRANULOME** (*stecknadelkopfgroße rote Papeln*).

☞ Die Aussage des Tests wäre in diesem Fall positiv:

➠   der Körper hatte irgendwann einmal **KONTAKT** mit diesen Keimen.

Bei unklaren pleuritischen Reizerscheinungen oder bei unklaren rezidivierenden Blasen- oder Nierenbeckenentzündungen könnten man bei positivem Tuberkulintest den **VERDACHT AUF POST-PRIMÄR-TUBERKULOSE** erheben.

📖 **siehe Amtsarztfragen Infektionskrankheiten**

☞ Bei einer Erstinfektion ist der Tbc-Test noch **NICHT** positiv!

14) Welche Aussage/n ist/sind richtig:

Folgende Zellen bilden Antikörper:

a)   Erythrozyten
b)   eosinophile Granulozyten
c)   Lymphozyten
d)   Plasmazellen
e)   Thymuszellen

A)   Alle Aussagen sind falsch.
B)   Nur Aussagen b, c, d und e sind richtig.
C)   Nur Aussagen c und d sind richtig.
D)   Nur Aussagen c und e sind richtig.
E)   Nur Aussagen a, b und e sind richtig.

Antwort:

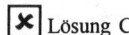 Lösung C.

ANTIKÖRPER sind Makromoleküle, die fremde, in den Körper eingedrungene Stoffe **MARKIE-REN**; sie heißen auch **IMMUNGLOBULINE**.

Sie gehören zu der Gruppe der **EIWEISSE** und besitzen eine, in etwa Y-förmige Gestalt. Der „obere" Teil des Moleküls heftet sich mit 2 Bindungsstellen an das Antigen, der untere Teil (*der „Fuß" des Y*) dient den Phagozyten als Freßmarkierung.
Antikörper sind sehr **SPEZIFISCH**, d. h. sie heften sich nur an ein bestimmtes Antigen an; man formuliert auch, daß ein Antikörper und ein Antigen zusammenpassen wie ein **SCHLÜSSEL** zum **SCHLOSS**.

c,d) Antikörper werden von aktivierten **B-LYMPHOZYTEN** gebildet, den **PLASMAZELLEN**.
Da die Antikörper lösliche Substanzen sind, werden sie auch zur **HUMORALEN ABWEHR** gezählt. Wenn der Körper zum ersten Mal mit einem bestimmten Antigen zusammenkommt, werden **IGM** gebildet; wenn das Antigen schon bekannt ist (*wenn es schon Memory-Cells = Gedächtniszellen gibt*), werden **IGG** gebildet.

📖 **siehe auch Frage # 8**

a) **ERYTHROZYTEN** haben mit der Abwehr gar nichts zu tun. Erythrozyten enthalten als physiologische Bestandteil das **HÄMMOLEKÜL**, das dem **TRANSPORT VON SAUERSTOFF** dient. Erys sind reine Vehikel für den Gastransport im Blut.

📖 **siehe Amtsarztfragen Hämatologie**

b) Die **EOSINOPHILEN GRANULOZYTEN** enthalten sehr aggressive lysosomale Enzyme. Sie sind vermehrt im Blut nachweisbar bei **ALLERGIEN**, bei **WURMINFEKTIONEN** und am Schluß einer **INFEKTION**.

📖 **siehe Frage # 1**

e) **THYMUSZELLEN** sind nicht nur die Bindegewebszellen des Organs selbst, sondern damit sind auch unreife T-Lymphozyten gemeint, die gerade hier „in die Schule gehen", d. h. ihre Prägung erhalten. T-Lymphos gehören aber zur **ZELLVERMITTELTEN ABWEHR** und produzieren **KEINE** Antikörper.

➡ Antikörper werden **NUR VON PLASMAZELLEN** (aktivierten B-Lymphozyten) hergestellt.

15) Welche Aussage ist richtig?

Folgende Zellen dienen vorwiegend der zellulären Abwehr:

A)   neutrophile Granulozyten
B)   eosinophile Granulozyten
C)   basophile Granulozyten
D)   Lymphozyten
E)   Mastzellen

Antwort:

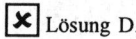 Lösung D.

Wer sagt's denn.

Wie bereits in **Frage # 11** dargestellt, unterscheidet man bezüglich der Reaktivität des Blutserums auf Antigene

- die **HUMORALE ABWEHR** und
- die **ZELLULÄRE ABWEHR**.

D) Bei der **HUMORALEN ABWEHR** werden Abwehrvorgänge von einer, im Plasma **GELÖSTEN** Substanz induziert, nämlich von den **ANTIKÖRPERN**.
Wie Sie noch wissen, werden Antikörper von aktivierten **B-LYMPHOZYTEN**, den **PLASMA-ZELLEN** gebildet.

Die **ZELLULÄRE ABWEHR** braucht, um Abwehrvorgänge zu induzieren, **ZELLEN**:

➠ die **T-LYMPHOZYTEN**.

☼ Die **T**-Lymphozyten bekommen ihre Prägung im   ➠   **Thymus**,
die **B**-Lymphozyten im Knochenmark   ➠   (*engl: bone marrow*).

A) Die **NEUTROPHILEN GRANULOZYTEN** sind phagozytierende Zellen und gehören zur **UNSPE-ZIFISCHEN ABWEHR**. Damit ist gemeint, daß neutrophile Granulozyten immer hungrig sind, und alles fressen, was ihnen erlaubt wird (*was markiert ist*); manchmal auch körpereigenes Gewebe.
Die neutrophilen Granulozyten sind im Abwehrgeschehen so quasi die Soldaten an vorderster Front; sie sind reine Kampfmaschinen und leben auch nicht allzu lange. Zerfallende neutrophile Granulozyten bilden den **EITER**.

▼ Deshalb kann man formulieren, daß bei einer eitrigen Entzündung immer auch körpereigenes Gewebe angegriffen wird, und daß deshalb eine eitrige Entzündung unter **NARBENBILDUNG** abheilt.

B) Die **EOSINOPHILEN GRANULOZYTEN** nennen noch gefährlichere Waffen (*lysosomale Enzyme*) ihr eigen.

Allerdings ist hier die Steuerung besser:

> ☞ die Eosinophilen greifen weniger körpereigenes Gewebe an als die Neutrophilen.

Ihr Haupteinsatzgebiet sind Spezialaufgaben:

● **AUFRÄUMUNGSARBEITEN** nach einer „Infektionsschlacht"
(*Abtötung der letzten Bakterien oder auch der restlichen neutrophilen Granulozyten*),

● bei **ALLERGISCHEN REAKTIONEN** oder auch

● bei **WURMINFEKTIONEN.**
Bei Wurminfektionen legen sich die Eosinophilen an den Wurm an
(*beachten Sie die Größenverhältnisse!*)
und geben ihre Enzyme ab. Es entstehen richtige Löcher in der Haut des Wurmes und das Tier stirbt ab.

C) Die Aufgabe der **BASOPHILEN GRANULOZYTEN** ist nicht so genau bekannt.
Eventuell wandeln sich die Basophilen, nachdem sie ins Gewebe eingewandert sind, um in Mastzellen.
Auch eine Beteiligung an der Entstehung der Arteriosklerose wird diskutiert. Nach dieser Theorie fangen sich die Basophilen besonders Cholesterintröpfchen aus dem Blut (*LDL*) und ziehen sich zum Verspeisen derselben vornehm zurück in die Media der Arterienwand. Wenn Cholesterin aber im Übermaß vorhanden ist, platzen die Basophilen in der Arterienwand, das Fett bleibt liegen und somit ist der erste Schritt in Richtung Arteriosklerose getan.
📖 **siehe Amtsarztfragen Herz/Kreislauf und Hämatologie**

E) **MASTZELLEN** befinden sich im Gewebe von gut gemästeten Tieren (*daher der Name*).
Sie enthalten Granula, die denen der Basophilen sehr ähnlich sind. Sie haben Rezeptoren für **IGE** und schütten bei einem Reiz **HISTAMIN** und **HEPARIN** aus. Dadurch wird die vasale **ENTZÜNDUNGS-REAKTION** induziert.

☞ Mastzellen sind erhöht

- bei Wurminfektionen,
- bei Allergien und
- bei Zeckenbissen.

16) Was verstehen Sie unter Anaphylaxie?

Antwort:

[✗] Anaphylaxie ist eine akute allergische Allgemeinreaktion.

Das Wort **ANAPHYLAXIE** bedeutet **SCHUTZLOSIGKEIT**; es beschreibt eine überstarke und fehlfunktionierende Abwehrfunktion.

Die Anaphylaxie gehört zur **ALLERGIE TYP I** (Sofortreaktion).

☞ An klinischen Erscheinungen gibt es

- den Heuschnupfen,

- das allergische Bronchialasthma oder

- die Urtikaria;

- im schlimmsten Fall resultiert ein **ANAPHYLAKTISCHER SCHOCK**.

Es kommt zur Hautrötung, Urtikaria, Asthma oder auch gastrointestinalen Symptomen. Dem Patienten wird es schlecht, der Blutdruck fällt ab, der Pulswert steigt. Der anaphylaktische Schock kann innerhalb von Minuten zum Tode führen.

📖 **siehe Amtsarztfragen Notfallmedizin**

Häufige Ursache für eine Anaphylaxie sind **ARZNEIMITTEL**, wie z. B. Penicilline, Röntgen-kontrastmittel oder Zwischenfälle bei Desensibilisierungsbehandlungen.

☞ Eine weitere mögliche Ursache für eine heftige Allgemeinreaktion sind auch tierische Gifte, wie **BIENEN- ODER WESPENSTICHE**.

17) Welche Aussage/n ist/sind richtig?

Bei der rheumatoiden Arthritis (primär chronischen Polyarthritis)sind folgende Aussagen zutreffend:

a)   Es handelt sich um eine Zweiterkrankung nach einem Streptokokkeninfekt
b)   Frauen sind häufiger als Männer betroffen
c)   es tritt eine ulnare Deviation der Finger auf
d)   die Krankheit verläuft in Schüben
e)   es sind besonders die großen Gelenke betroffen

A)   Alle Aussagen sind richtig.
B)   Nur Aussagen a, b und e sind richtig.
C)   Nur Aussagen b, c und d sind richtig.
D)   Nur Aussagen a, b, c und e sind richtig.
E)   Nur Aussagen c und e sind richtig.

Antwort:

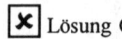 Lösung C

Hier wollte der Amtsarzt offensichtlich wissen, ob Ihnen der Unterschied zwischen der rheumatoiden Arthritis und dem akuten rheumatischen Fieber geläufig ist.

a) Das **AKUTE** rheumatische Fieber ist eine Zweiterkrankung nach einem **STREPTOKOKKEN-INFEKT**.

※ Pathophysiologisch handelt es sich um ein Kreuzreaktion von körpereigenen Geweben mit den Membranen der Streptokokken.
(*Im Klartext: manche körpereigenen Gewebe, wie z. B. die Herzklappen sehen ähnlich aus wie Streptokokkenmembranen, so daß sich Antikörper, die eigentlich gegen die Streptokokken gebildet worden sind, auch auf Herzklappen setzen können. Eine Anlagerung von Antikörpern zieht immer eine Entzündungsreaktion nach sich.*)
Beim akuten rheumatischen Fieber kommt es nach durchschnittlich 18 Tagen nach einer Streptokokkeninfektion (*Scharlach, eitrige Angina tonsillaris*) zu einem **ERNEUTEN FIEBERANSTIEG**.

☞ Es können folgende Strukturen geschädigt werden:

e)
- die **SYNOVIA**.
  Es kommt zu einer Arthritis der **GROSSEN GELENKE**.

- das **ENDOKARD**.
  Hierbei werden hauptsächlich die Klappen im linken Herz geschädigt.

- die **HAUT**.
  Es treten flüchtige, nicht juckende Hautausschläge auf (*Erythema marginatum, Erythema anulare*).

- **KOLLAGENFASERN**.
  Es kann an Stellen, an denen die Haut direkt über dem Knochen liegt oder an Sehnenansatzstellen zu subkutanen Knötchen kommen.

- das **GEHIRN**.
  Als Spätmanifestation kann es zu einer (*reversiblen*) Schädigung der Basalganglien kommen:
  ⇒ der Chorea minor Sydenham.

☞ Wichtig ist, daß ein Patient mit akutem rheumatischen Fieber **UMGEHEND IN ÄRZTLICHE BEHANDLUNG** kommt; denken Sie an die Spätkomplikationen am Herz!

Die **RHEUMATOIDE ARTHRITIS** (*früher primär chronische Polyarthritis genannt*) ist eine **AUTO-IMMUNERKRANKUNG.**

☼ Es werden **ANTIKÖRPER GEGEN KOLLAGEN** gebildet (IgG) und gegen diese Antikörper werden nochmals Antikörper gebildet

➠ **IGM.**

Ê Das IgM ist der **RHEUMAFAKTOR** (*frei nach dem Motto: doppelt genäht hält besser*).

d) Der Beginn ist in der Regel schleichend; der Verlauf **SCHUBWEISE.**

b) Meistens sind **FRAUEN** betroffen - das Verhältnis Frauen zu Männern ist 5 : 1.

Die rheumatoide Arthritis macht sich an den **KLEINEN FINGER- UND ZEHENGELENKEN** bemerkbar.

c) In fortgeschrittenen Fällen kommt es zu Knochenbeteiligungen und zur **ULNAREN DEVIATION** der Finger.

📖 **siehe Frage # 12**

Weiterhin sind Sehnen und Gelenkkapseln in Mitleidenschaft gezogen, es können Rheumaknoten auftreten, eine Osteoporose oder eine Eisenmangelanämie ist nicht selten.

📖 **siehe Amtsarztfragen Hämatologie**

18)Welche Funktion hat die Milz?

Antwort:

☒ Die Milz ist ein Organ der Abwehr und dient der Blutmauserung.

Die **MILZ** liegt **INTRAPERITONEAL** im hinteren Meso des Magens. Entwicklungsgeschichtlich ist die Milz aus einem Lymphknoten entstanden. Dieser Lymphknoten ist gewachsen und hat zusätzlich zu seiner ursprünglichen Aufgabe (*Abwehrfunktion*) eine weitere übernommen:
➠ die **BLUTMAUSERUNG.**

Diese Doppelaufgabe spiegelt sich auch im histologischen Aufbau des Organs wieder: wenn man eine Milz aufschneidet, sieht man an der Schnittfläche kleine weiße Pünktchen
➠ die Lymphfollikel.
Das gesamte Organ hat in etwa so 10.000 bis 20.000 solcher Lymphfollikel.
Diese weißen Pünktchen nennt man auch **WEISSE PULPA.**

Der Rest des Organs ist rot und dient der Blutmauserung; analog zur weißen Pulpa heißt das rote Gewebe **ROTE PULPA.**

Für die Fortgeschrittenen: die rote Pulpa enthält die Sinus mit den Öffnungen, durch die sich die Erythrozyten hindurchquetschen müssen; diejenigen Erys, die zu langsam oder zu dick sind (überaltet), bleiben in den Öffnungen stecken und werden von Makrophagen gefressen (abgebaut)
📖 *siehe Amtsarztfragen Hämatologie*

Die **WEISSE PULPA** übernimmt nach wie vor die Funktionen eines Lymphknotens:

● sie **SPEICHERT** Lymphozyten und Makrophagen.

Genau wie jeder normale Lymphknoten kann sich auch die Milz bei schweren systemischen Infektionen oder bei Leukämien vergrößern.

Eine vergrößerte Milz heißt **MILZTUMOR** und ist unter dem Rippenbogen links bei tiefer Inspiration tastbar.

Die normal große Milz ist nie tastbar.

19) Was sind Plasmazellen?

Antwort:

[**✗**] Plasmazellen sind aktivierte B-Lymphozyten.

📖 **Erinnern Sie sich noch an Frage # 8 und # 14?**

Bei den Lymphozyten unterscheidet man

● die **T-LYMPHOZYTEN**, die zur **ZELLVERMITTELTEN ABWEHR** gehören und

● die **B-LYMPHOZYTEN**, die zur **HUMORALEN ABWEHR** gehören.

❖ Wenn eine T-Zelle aktiviert worden ist, sieht sie unter dem Mikroskop genauso aus wie vorher, wenn ein B-Zelle aktiviert worden ist, wächst sie; sie vermehrt ihr Zytoplasma

➡ daher der Name **PLASMAZELLE**.

Im Zytoplasma tauchen Strukturen des rauhen Endoplasmatischen Retikulums auf

➡ das bedeutet, es werden jetzt Eiweiße synthetisiert, die für den „Export", für die Abgabe nach außen gedacht sind.

Im Fall der Plasmazellen handelt es sich natürlich jetzt um **ANTIKÖRPER**. Jede Plasmazelle kann nur für ein einziges Antigen Antikörper herstellen, allerdings können die Antikörper unterschiedlichen Klassen angehören.

Beispiel:

Jeder von uns hat einige Plasmazellen im Körper, die Antikörper gegen E.coli herstellen können. Diese Plasmazellen produzieren bei der Erstinfektion IgM, später IgG; sie können aber auch IgA als Schleimhautschutz herstellen. Alle Antikörper einer Plasmazelle sind hochspezifisch, d. h. in unserem Beispiel immer nur gegen E. coli gerichtet. Falls eine Infektion mit anderen Keimen droht, sind andere B-Lymphos, bzw. Plasmazellen zuständig.

Nach einer abgelaufenen Infektion gehen fast alle Plasmazellen zugrunde; nur einige wenige B-Lymphozyten überleben und fungieren als **GEDÄCHTNISZELLEN**.

20) Was ist eine Allergie?

    Was sind Allergene?

Antwort:

[✖] Eine Allergie ist ein überschießendes immunologisches Geschehen.

[✖] Allergene sind Stoffe, die in der Lage sind, eine überschießende Immunantwort zu induzieren.

Eine **ALLERGIE** ist ein **ÜBEREMPFINDLICHKEITSREAKTION** auf bestimmte Stoffe. Pathophysiologisch wird ein Entzündungsgeschehen eingeleitet, obwohl eigentlich kein Grund dafür vorhanden wäre.

Man unterscheidet bezüglich des Ablaufs und der serologischen Befund 4 Typen von Allergien:

● **TYP I** (*Sofortreaktion*) wird vermittelt über IgE und kann sich in

      ○ **HEUSCHNUPFEN**,
      ○ Urtikaria,
      ○ **ASTHMA** oder im
      ○ **ANAPHYLAKTISCHEN SCHOCK** bemerkbar machen.

● **TYP II** ist ebenfalls eine Sofortreaktion und ist durch **ZYTOTOXISCHE ANTIKÖRPER** im Serum gekennzeichnet. Klinische Befunde: eine hämolytische **ANÄMIE**.

● **TYP III** gehört ebenfalls zur Sofortreaktion; hierbei handelt es sich um Ablagerungen von Antigen-Antikörperkomplexen. Klinisches Beispiel wäre die **GLOMERULONEPHRITIS**.

● Die **ALLERGIE TYP IV** ist eine Allergie vom **SPÄTTYP**. Sie heißt auch Allergie vom Tuberkulin-typ. Pathophysiologisch handelt es sich um ein T-zellvermittelte Allergie. Die T-Lymphozy-ten aktivieren Makrophagen, diese bilden Granulome und induzieren eine Entzündungsreaktion.

📖 siehe Fragen # 6 und # 9

Tja, und dann die Frage, was ein Allergen ist....

Eigentlich weiß man das gar nicht so genau. Ein **ALLERGEN** ist ein Stoff, von dem das Abwehrsystem der Meinung ist, daß er im Körper absolut nichts zu suchen hat - die wissenschaftliche Definition lautet tatsächlich, daß ein Allergen ein Stoff ist, der in der Lage ist, eine überschießende Immunantwort zu induzieren.

Meistens handelt es sich um Stoffe, die einen relativ großen **EIWEISSANTEIL** haben, allen voran natürlich fremde Zellstrukturen. Hinzu kommen aber auch sämtliche Medikamente, die eine Eiweißstruktur haben, aber auch Makromoleküle, die aus Kohlehydraten bestehen.

Gegen diese Stoffe werden **ANTIKÖRPER** gebildet; die Antikörper heften sich mit ihren 2 „oberen" Bindungsstellen an das Antigen und die phagozytierenden Zellen verspeisen dann das Antigen samt dem Antikörper.

Daraus müßte sich zwingend ergeben, daß nur solche Stoffe antigen wirken können, die so groß sind, daß sich beide Bindungsstellen eines Antikörpers daran binden können, aber wie Sie schon vermuten, schenkt Ihnen hier niemand etwas.

Es kann z. B. sein, daß ein kleines Molekül oder ein Ion durch die Haut wandert und sich an ein Gewebseiweiß oder an ein Albumin anlagert. Dadurch kann die Struktur dieses Eiweißes verändert werden und es kann jetzt antigen wirken.

Man nennt diese kleinen Moleküle oder Ionen, die eigentlich zu klein sind, um eine antigene Reaktion heraufzubeschwören, ein **HAPTEN**, ein **HALBANTIGEN**.

Erst durch die Verbindung mit dem körpereigenen Eiweiß wird das Hapten zum Vollantigen.

📖 **siehe auch Frage # 9 und # 26**

Beispiele für Hapten sind:

- ○ Chrom,
- ○ Nickel,
- ○ Quecksilber (*in Desinfektionsmitteln*),
- ○ Konservierungsmittel,
- ○ Farbstoffe und
- ○ Medikamente.

Pathophysiologisch handelt es sich dabei um eine Allergie Typ IV.

21) Was ist eine Autoimmunkrankheit?

Antwort:

☒ Bei einer Autoimmunkrankheit werden körpereigene Zellen vom Immunsystem zerstört.

Man geht heute davon aus, daß **AUTOIMMUNKRANKHEITEN** durch defekte Kontrollmechanismen des Immunsystems bedingt sind.

Unter den T-Lymphozyten gibt es Zellen, die eine immunologische Reaktion beenden können:
➧ die T_8 oder **SUPPRESSOR-ZELLEN**.

Wenn die **SUPPRESSORZELLEN** fehlen, läuft das Immunsystem quasi Amok und zerstört körpereigenes Gewebe.

Eventuell spielen auch genetische Faktoren eine Rolle.

Beispiele für Autoimmunerkrankungen sind:

- die rheumatoide Arthritis
  (*es werden Antikörper gegen Antikörper gegen Kollagen gebildet*)
  siehe Frage # 17

- der Lupus erythematodes (*Antikörper gegen DNA*)

- die progressive Sklerodermie (*Antikörper gegen Kollagen*)

- das Sjögren-Syndrom (*Zerstörung exokriner Drüsen*)

- die Thyreoiditis Hashimoto.

22) Wann liegt eine Milzvergrößerung vor?

Antwort:

[✘] Bei schweren systemischen Erkrankungen.

Eine vergrößerte Milz ist dadurch zu diagnostizieren, daß sie **TASTBAR** ist.

siehe Frage # 18

Die Milz kann dann vergrößert sein,

- wenn entweder das Abwehrsystem auf vollen Touren läuft, oder

- wenn es sich um einen Rückstau von Blut in die Milz handelt.

- bei Leukämien

- bei Autoimmunkrankheiten, z. B. beim Lupus erythematodes

- bei akuten schweren Infektionskrankheiten, wie Typhus, Tuberkulose, aber auch

- bei Leberschäden oder einem Pfortaderhochdruck (*Blutrückstau*).

Sie sehen, eine Milzvergrößerung ist immer ein **SYMPTOM EINER GRUNDERKRANKUNG.**

23) Welche Aussage ist falsch?

Frühsymptome der rheumatoiden Arthritis (*primär chronischen Polyarthritis*) sind

A)   Schwellung der Mittelgelenke der Finger
B)   nächtliche Schmerzen im Kreuzbeinbereich
C)   Auftreten von Fieberschüben
D)   Morgensteifigkeit
E)   Streckdefizit im Kniegelenk

Antwort:

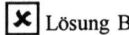 Lösung B.

Schon wieder die rheumatoide Arthritis. Erinnern Sie sich?

Die **RHEUMATOIDE ARTHRITIS** ist eine **AUTOIMMUNKRANKHEIT**, bei der Antikörper gegen Antikörper gebildet werden und bei der hauptsächlich Frauen betroffen sind.

Die Erkrankung gehört zu den **KOLLAGENOSEN** (*Erkrankungen, die die kollagenen Fasern zerstören*); die bevorzugte Lokalisation betrifft die Gelenke und die gelenksnahen Bereiche.

☞ Die Erkrankung verläuft **SCHUBWEISE** fortschreitend (*das heißt, daß es nach einem Schub immer Defekte zurückbleiben - keine echte Ausheilung eins Schubs*) und ist durch eine

- **SCHMERZHAFTE SCHWELLUNG** und

- **ZERSTÖRUNG DER GELENKSSTRUKTUREN** gekennzeichnet.

Der Beginn ist **SCHLEICHEND**; meistens handelt es sich um anfangs ziemlich uncharakteristische Gelenksbeschwerden.

D) Dem Patient fällt es im Anfang schwer, die Finger morgens nach dem Aufstehen zu beugen und zu strecken (*Morgensteifigkeit*); im Laufe des Tages (*nach einigen Stunden*) stellt sich die normale Beweglichkeit wieder ein.

☞ Subjektiv könnte der Patient beispielsweise berichten, daß der morgens Probleme hat, den Wasserhahn aufzudrehen.

A) Später kommen schmerzhafte, **SYMMETRISCHE SCHWELLUNGEN** der Mittel- und Grundgelenke der Finger hinzu. Die Gelenke sind dabei oft gerötet. In seltenen Fällen kann die Erkrankung auch einmal die Füße betreffen. Es kommt dann zu Schmerzen beim Gehen.

C) In manchen Fällen kündigt sich die Krankheit auch mit Allgemeinsymptomen an: der Patient fühlt sich einfach nicht wohl; möglicherweise berichtet er, daß er sich von der letzten **GRIPPE** „nicht mehr richtig erholt habe".

Manchmal manifestiert sich die rheumatoide Arthritis auch im Anschluß an eine Entbindung oder im Klimakterium. Zu den Allgemeinsymptomen gehören auch unerklärliche **FIEBERSCHÜBE**, im Durchschnitt mit Temperaturen zwischen 38°C und 38,5°C.

E) Im weiteren Verlauf kommt es immer mehr zu einer **FUNKTIONSEINSCHRÄNKUNG** der **GE-LENKE**:

- O Der Faustschluß ist mehr und mehr unmöglich,
- O der Händedruck wird zunehmend schwächer und
- O es treten **STRECKDEFIZITE** im Ellenbogen- oder auch Kniegelenksbereich auf.

Es kann zu Entzündungen der **SEHNEN** kommen; eventuell sogar zu einer Sehnenruptur.

In fortgeschrittenen Fällen kommt es zu Knochen- und Sehnendeformitäten.

- ● **ULNARE DEVIATION,**
- ● Schwanenhalsdeformität,
- ● Knopflochdeformität oder auch zum
- ● Hallux valgus der Zehen.

Ebenfalls zu den Symptomen der fortgeschrittenen Krankheit gehören

- ● die Eisenmangelanämie,
- ● die Osteoporose,
- ● die Rheumaknoten und
- ● die Beteiligung der serösen Häute (*Pleuritis, Perikarditis*).

🕮 siehe Fragen # 12 und # 17

B) Die nächtliche Schmerzhaftigkeit der **KLEINEN WIRBELGELENKE IM KREUZBEINBEREICH** gehört zu einer anderen Erkrankung aus dem rheumatoiden Formenkreis.

Bei dieser Erkrankung liegt ein **ÖDEM** der kleinen Wirbelgelenke vor, das im Laufe des Tages besser wird; also eine chronische Entzündung der kleinen Wirbelgelenke

➠ **SPONDYLITIS**.

Im weiteren Verlauf der Erkrankung versteifen die Gelenke, so daß es zu ausgeprägten Bewegungseinschränkungen kommt;

diese versteifende Spondylitis heißt auch **ANKYLOSIERENDE SPONDYLITIS**,

➠ der **M. BECHTEREW**.

24) Welche Aussage/n ist/sind richtig:

Bei der rheumatoiden Arthritis (*primär chronischen Polyarthritis*) kann es zu folgenden Symptomen kommen:

a) Herzbeteiligung
b) symmetrische Schwellungen
c) Anämie
d) Steifigkeit nimmt im Laufe des Tages zu
e) Anlaufschmerz

A) Alle Aussagen sind richtig.
B) Nur Aussagen a, b und c sind richtig.
C) Nur Aussagen b und d sind richtig.
D) Nur Aussagen b, c, d und e sind richtig.
E) Nur Aussagen b und e sind richtig.

Antwort:

☒ Lösung B.

Was gut ist, kommt wieder; schon wieder die rheumatoide Arthritis.

Nochmal:

Die **RHEUMATOIDE ARTHRITIS** ist im **FRÜHSTADIUM** gekennzeichnet durch

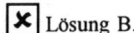 ● einen schleichenden Beginn

b) ● symmetrische, schmerzhafte **SCHWELLUNGEN DER MITTEL- UND GRUNDGELENKE** der Finger

● Allgemeinerscheinungen mit Fieber

● der **MORGENSTEIFIGKEIT** der betroffenen Gelenke

und etwas später durch

● **FUNKTIONSEINBUSSEN** der Gelenke, wie verminderte Kraft und Beweglichkeit (*Beuge- und Streckdefizite*) und

● **SEHNENENTZÜNDUNGEN.**

Im **FORTGESCHRITTENEN STADIUM** kommt es

● durch Knochenbeteiligung zu der **ULNAREN DEVIATION**

● und durch die **SEHNENBETEILIGUNG** zu der Schwanenhals- und Knopflochdeformität im Bereich der Hände,

● sowie zum Hallux valgus und zu Krallenzehen im Bereich der Füße.

a) Noch später kommt eine generalisierte **OSTEOPOROSE** dazu, es treten **RHEUMAKNOTEN** und Hauterscheinungen auf; und es können seröse Häute, wie das **PERIKARD** und die Pleura mit in ein Entzündungsgeschehen hineinbezogen werden.

❅ Durch die chronische Stimulation des Abwehrsystems kommt es zu einer Eisenspeicherung in den Phagozyten;

c) daraus resultiert eine **EISENMANGELANÄMIE**.

d) Bei der rheumatoiden Arthritis bemerkt der Patient eine Steifigkeit nach längerer Ruhepause, also über Nacht.

Die Steifigkeit kommt daher, daß sich das Entzündungsödem in Ruhe schön ausbreiten kann und die Gelenkkapsel vollständig ausfüllt (*schmerzhaft!*).

Wenn das Gelenk bewegt wird, wird das Ödem wieder abgebaut; das dauert einige Stunden.

e) Der **ANLAUFSCHMERZ** gehört zur **ARTHROSE**. Bei dieser Erkrankung ist der Gelenkknorpel ausgedünnt und es gilt als charakteristisches Zeichen, daß die ersten paar Bewegungen in einem arthrotischen Gelenk sehr schmerzhaft sind.

☞ *Aber, im Gegensatz zur Arthritis dauert das nicht einige Stunden!*

Ein Beispiel für einen **ANLAUFSCHMERZ** sind schmerzhafte Kniebewegungen nach einiger Zeit des Sitzens.

Wenn der Patient einige Schritte gelaufen ist, ist der Schmerz weg; lediglich wenn er eine (*kleinere*) Wanderung macht, kommt es später zu einem **BELASTUNGSSCHMERZ**.

25) Was ist ein Antikörper?

Antwort:

☒ Ein Antikörper ist ein immunologisch wirksames Molekül.

ANTIKÖRPER oder **IMMUNGLOBULINE** werden von aktivierten **B-LYMPHOZYTEN**, den **PLASMAZELLEN** gebildet.

Es handelt sich um zusammengesetzte lösliche **EIWEISSMAKROMOLEKÜLE**, die frei im Plasma oder in der Gewebesflüssigkeit umherschwimmen.

Antikörper bestehen aus **4 KETTEN** von Eiweißmolekülen; jeweils aus 2 leichten und 2 schweren Eiweißkettenmolekülen. Diese Ketten sind so angeordnet, daß die grobe Umrissform ein Y ergibt.

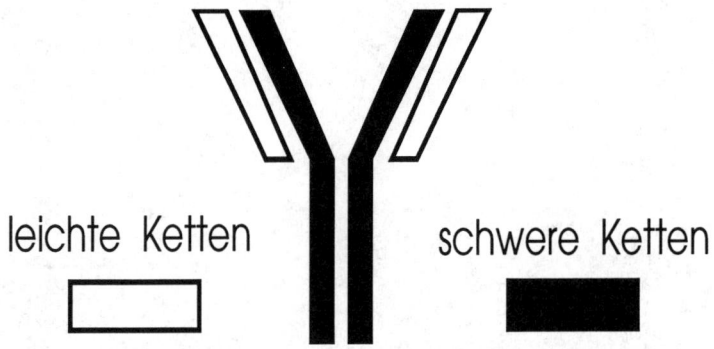

leichte Ketten   schwere Ketten

Bezüglich der **SCHWEREN KETTEN** kann man 5 Klassen von Antikörpern unterscheiden:

- IgM,
- IgG,
- IgD,
- IgE,
- IgA.

- Die **IGM** treten bei einer **ERSTINFEKTION** auf;

- die **IGG** schützen vor einer Erkrankung mit bereits bekannten Erregern;

- die **IGA** sind hauptsächlich im **MAGEN-DARM-TRAKT** zu finden; sie werden durch Verdauungsenzyme nicht angegriffen.

- Die **IGE** sind bei **ALLERGISCHEN ERKRANKUNGEN** und **WURMINFEKTIONEN** erhöht;

- die Aufgabe der **IGD** ist nicht so ganz bekannt.

📖 **siehe Frage # 8**

Ein Antikörper setzt sich mit seinen **2 BINDUNGSSTELLEN** (*oben*) an ein Antigen und markiert es damit.

Dadurch kann entweder

      O   das **KOMPLEMENTSYSTEM** aktiviert werden
          (*Lysis der fremden Zelle*)
📖   **siehe Frage # 39**   oder

      O   es können **PHAGOZYTEN** angelockt werden.

Antikörper sind sehr **SPEZIFISCH**; d. h. ein Antikörper bindet sich nur an ein ganz bestimmtes Antigen....

☞ nach dem **SCHLÜSSEL-SCHLOSS-PRINZIP.**

26) Was ist ein Antigen?

Antwort:

|✖| Ein Antigen ist ein Stoff, der eine Antikörperbildung hervorrufen kann.

Ein **ANTIGEN** ist eigentlich ein Stoff, der vom Immunsystem als fremd erkannt wird.

Meistens handelt es sich um Moleküle, die einen hohen **EIWEISSANTEIL** aufweisen; es gibt jedoch auch Ausnahmen.

- Größere Moleküle sind **VOLLANTIGENE**, d. h. sie induzieren durch ihre bloße Anwesenheit eine Antikörperbildung;

- kleinere Moleküle müssen sich erst mit körpereigenen Eiweißen verbinden, um antigen wirken zu können; man nennt solche Stoffe
➡ **HALBANTIGENE** oder **HAPTENE**.

☀ Beispiele für eine **ÜBEREMPFINDLICHKEITSREAKTION** gegen Haptene ist die **ALLERGIE TYP IV** (*Chrom-Nickel-Allergie z. B.*).

📖 **siehe Frage # 20**

27) **Welche Aussage/n ist/sind richtig:**

Antikörper werden in folgenden Strukturen hergestellt:

a)   Leukozyten
b)   Plasmazellen
c)   Rückenmark
d)   Leber
e)   Lymphozyten

A)   Alle Aussagen sind richtig.
B)   Nur Aussage a ist richtig.
C)   Nur Aussagen a, b und d sind richtig.
D)   Nur Aussagen a, b und e sind richtig.
E)   Nur Aussage b ist richtig.

Antwort:

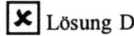 Lösung D.

Hier geht's um die Nomenklatur:

a) LEUKOZYTEN sind alle weißen Blutkörperchen, also

- die Granulozyten,
- die Monozyten und
- die Lymphozyten.

e) LYMPHOZYTEN sind also eine Untergruppe der Leukozyten,

b) PLASMAZELLEN sind aktivierte **B-LYMPHOZYTEN.**

Ich nehme an, daß Sie mittlerweile wissen, daß die Antikörper in den Plasmazellen, den aktivierten B-Lymphozyten gebildet werden.

📖 Wenn nicht, bei **Frage # 14 und # 19** nachschauen!

c) Im **RÜCKENMARK** gibt es zwar eine weiße Substanz (*die die Axone der Neuronen und die Hüllzellen enthält*), physiologisch hat das Rückenmark aber überhaupt nichts mit Abwehrvorgängen zu tun.

d) Die **LEBER** ist zwar schon eher an immunologischen Vorgängen beteiligt, sie übt aber mehr eine **KOORDINIERENDE TÄTIGKEIT** aus.

☼ Die Leber kann alle Abwehrzellen „zur Ordnung rufen", bzw. „anstacheln", sie produziert aber keine Antikörper.

Die immunologisch wirksamen Eiweiße, die von der Leber produziert werden, sind die **AKUT-PHASENPROTEINE**; sie sorgen für eine **BESCHLEUNIGTE BLUTKÖRPERCHENSENKUNGS-REAKTION** als Zeichen der Anregung des Immunsystems.

📖 **siehe Amtsarztfragen Hämatologie**

28) Welche Aussage/n ist/sind richtig:

Folgende Zellen sind an der Immunabwehr beteiligt:

a)   Monozyten
b)   Lymphozyten
c)   Erythrozyten
d)   eosinophile Granulozyten
e)   neutrophile Granulozyten

A)   Alle Aussagen sind richtig.
B)   Nur Aussagen c, d und e sind richtig.
C)   Nur Aussagen a, b, d und e sind richtig.
D)   Nur Aussagen b und e sind richtig.
E)   Nur Aussage e ist richtig.

Antwort:

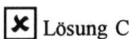 Lösung C.

Abwehrvorgänge kann man in die spezifische und die unspezifische Abwehr einteilen.

Zellen der **UNSPEZIFISCHEN ABWEHR** werden aktiv, wenn Erreger unter die Hautbarriere dringen.
Solche Zellen fressen eingedrungene Fremdstoffe auch ohne daß sie mit Antikörpern markiert sind; sie sind **NICHT ANTIGENSPEZIFISCH.**

Zu diesen Zellen gehören

d, e)	●	die **GRANULOZYTEN** und
a)	●	die **MONOZYTEN.**

Zellen der **SPEZIFISCHEN ABWEHR** sind

b)	●	die **LYMPHOZYTEN** und
a)	●	unter bestimmten Umständen auch die **MONOZYTEN.**

Die Lymphozyten sind immer antigenspezifisch.
Sowohl die **T-LYMPHOZYTEN** als auch die **B-LYMPHOZYTEN** kennen "Ihre" Antigene.

Monozyten (Makrophagen) lassen sich sowohl durch Antikörper als auch durch die bloße Anwesenheit eines Antigens Appetit machen.

c) ERYTHROZYTEN dienen dem **SAUERSTOFFTRANSPORT**; sie haben keinen Anteil an der Abwehrfunktion.

29) Was sind Lymphokine?

Antwort:

☒ Lymphokine sind immunologische Informationsmoleküle.

LYMPHOKINE sind **HORMONÄHNLICHE SUBSTANZEN**, die nach Stimulation von Zellen des Immunsystems abgegeben werden.

Die Lymphokine kann man folgende Untergruppen einteilen:

● **INTERLEUKIN 1.**
   Interleukin 1 wird von Makrophagen freigesetzt. Dadurch werden Entzündungsreaktionen induziert (Freisetzen der Akutphasenproteine, Anregen der Kollagenproduktion), sowie als ZNS-Reaktion Müdigkeit, Appetitlosigkeit und Unlustverhalten.

● **INTERLEUKIN 2** ist ein chemisches Signal für die DNA-Replikation von Zellen;

● **INTERLEUKIN 3** regt die Teilung von Knochenmarkstammzellen an.

● **INTERLEUKIN 4** stimuliert B-Lymphozyten;

● **INTERLEUKIN 5** regt die Antikörpersynthese an;

● **INTERLEUKIN 6** regt Thymozyten, B-Zellen und die Ausschüttung der Akutphasenproteine an.

Eine weitere Gruppe der Lymphokine sind die **INTERFERONE**.

● **INTERFERONE** sind speziesspezifisch (*also z. B. menschspezifisch*) und werden beispielsweise gebildet, wenn eine Zelle mit einem **VIRUS** infiziert worden ist.
   Interferone schützen gesunde Zellen davor, daß das Virus eindringen kann.

☿ Deshalb schließt eine Viruserkrankung eine gleichzeitige, zweite virale Infektion aus.

Ein ähnlicher Mechanismus läuft ab bei einer Infektion mit Protozoen oder mit Rickettsien.

Interferone hemmen auch das Wachstum **NEOPLASTISCHER ZELLEN**.

30) Welche Untergruppen von Lymphozyten kennen Sie?

Antwort:

☒ T- und B- Lymphozyten.

Zu den Zellen der **SPEZIFISCHEN ABWEHR**, also zu Abwehrvorgängen, die spezielle gegen einen bestimmten (*fremden*) Stoff gerichtet sind, gehören die **LYMPHOZYTEN**.

📖 **siehe Frage # 28**

Die **LYMPHOZYTEN** teilt man nach ihrer Reaktionsweise ein in

- **B-** und

- **T-LYMPHOZYTEN**.

Beide Zellen werden ursprünglich **IM KNOCHENMARK GEBILDET**; der Unterschied zu den sonstigen, im Knochenmark gebildeten Zellen ist der, daß die Lymphozyten eine „Weiterbildung" erfahren.

- Die **B**-Lymphozyten „lernen" im **KNOCHENMARK** (engl. Bone marrow),

- die **T**-Lymphozyten „lernen" im **THYMUS**.

Das Lernen der Lymphozyten bezieht sich auf die Unterscheidung

körperfremde ⇌ körpereigene Antigene.

Fertig ausgebildete Lymphozyten wandern in die **LYMPHKNOTEN** oder in die **LYMPHFOLLIKEL** und warten dort auf ihren Einsatz.
Im „Ernstfall" vermehren sie sich nochmal kräftig (*Lymphknotenschwellung!*), bevor sie den Eindringlingen zu Leibe rücken.

Wissen Sie noch?

Aktivierte **B-LYMPHOZYTEN** heißen **PLASMAZELLEN** und produzieren **ANTIKÖRPER**; sie gehören zur **HUMORALEN ABWEHR**.

T-LYMPHOZYTEN gehören zur **ZELLVERMITTELTEN ABWEHR**; man teilt die T-Lymphozyten ein in

- T-Helfer-Zellen (T_4-*Zellen*), in

- T-Suppressor-Zellen (T_8-*Zellen*) und in

- zytotoxische T-Zellen.

Zusätzlich zu den B- und T-Lymphozyten gibt es noch eine 3. Gruppe von Lymphozyten:
➠ die **NATURAL-KILLER-ZELLEN.**

Diese Zellen sind „natürliche" Killer, d. h. sie brauchen keine gesonderte Aktivierung um andere Zellen zu lysieren.

Sie erkennen extrem genau ihre „Opfer":

- Tumorzellen,

- virusinfizierte Zellen oder auch

- Fremdgewebe.

Es gibt bereits erfolgreiche Versuche, die Natural-Killer-Zellen auf Krebszellen „anzusetzen". Man entnimmt dem Krebspatienten Blut, bringt seine eigenen NK-Zellen mit den Krebszellen zusammen und sensibilisiert sie. Nach wenigen Tagen bekommt der Patient seine NK-Zellen wieder zurück und man hat in manchen Fällen eine beeindruckende Rückbildung des Tumors beobachten können.

31) Welche Aussage ist richtig?

Aktivierte B-Lymphozyten heißen:

A)   Suppressorzellen
B)   Plasmazellen
C)   Mastzellen
D)   Killerzellen
E)   Granulozyten

Antwort:

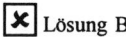 Lösung B.

*Wer diese Frage falsch hatte, eine Strafrunde und zurück zu **Frage # 19!***

Aktivierte **B-LYMPHOZYTEN** nehmen an Zellvolumen zu; sie bekommen mehr Zellplasma und heißen deshalb **PLASMAZELLEN.**

Die Zunahme des Zytoplasmas ist hauptsächlich auf die Zunahme des **RAUHEN ENDOPLASMATISCHEN RETIKULUMS** begründet. Im rauhen endoplasmatischen Retikulum werden Eiweiße synthetisiert, die nicht für den eigenen Gebrauch in der Zelle, sondern zur Abgabe nach außen gedacht sind.

Na. wissen Sie's noch? Natürlich,

➠ die **ANTIKÖRPER.**

Antikörper sind eine **FRESSMARKIERUNG** für Phagozyten und man teilt sie in 5 Gruppen ein:

- IgG,
- IgA,
- IgM,
- IgE,
- IgD.

Wissen Sie noch, welche Aufgaben den einzelnen Gruppen zuzuordnen sind?
📖 *Wenn nicht, bei **Frage # 8** nachschauen!*

32) Beurteilen Sie beide Aussagen und die Verknüpfung:

Die Peyer'schen Plaques gehören zu den lymphatischen Organen

weil

die Peyer'schen Plaques im Blinddarm angesiedelt sind.

A)   Beide Aussagen und die Verknüpfung ist richtig.
B)   Nur beide Aussagen sind richtig.
C)   Nur die erste Aussage ist richtig.
D)   Nur die zweite Aussage ist richtig.
E)   Keine Aussage ist richtig.

Antwort:

☒ Lösung C.

LYMPHATISCHE GEWEBE kann man je nach der histologischen Struktur einteilen in:

● **DIFFUSES LYMPHATISCHES GEWEBE.**
Hier sitzen einfach viele Abwehrzellen in einem lockeren Gewebe zusammen.
Beispiel: die **LAMINA PROPRIA** des Darms.

● isolierte **LYMPHFOLLIKEL.**
Wenn die Lymphozytenpopulation dichter wird, bekommen die Lymphozyten „Sitzplätze", besondere Bindegewebsstrukturen, die die Lymphozyten aufnehmen. Die „Sitzplätze" sind annähernd kreisförmig angeordnet; die T-Lymphos sitzen außen, die B-Lymphos innen.

● **GRUPPIERTE LYMPHFOLLIKEL.**
An solchen Stellen des Körpers, an denen besonderer Wert auf die Abwehr gelegt wird, liegen viele Lymphfollikel zusammen.
Beispiele hierfür sind die **TONSILLEN** oder die **PEYER'SCHEN PLAQUES.**
Die **PEYER'SCHEN PLAQUES** liegen im **TERMINALEN ILEUM**, an Übergang zum Dickdarm in der Lamina propria.
Die Peyer'schen Plaques stellen eine Art Falle für Darmantigene dar: die normalen Darmzellen geben einzelne Antigene nach innen weiter, und informieren die hier ansässigen Lymphozyten über das, „was draußen vorgeht".
Der Körper bildet in den Peyer'schen Plaques jede Menge verschiedene Antikörper und damit auch Gedächtniszellen. Dadurch ist der Körper bei einer reichhaltigen Darmflora und gut funktionierende Peyer'schen Plaques vor vielen Infektionen geschützt.
Einen weiteren Ort, an dem viele Lymphfollikel gruppiert vorliegen, ist der **APPENDIX** des Blinddarms. Der Appendix liegt aber im Dickdarm.

📖 siehe Amtsarztfragen Verdauung Vorklinik

● **LYMPHKNOTEN.**

Im Gegensatz zu den freien gruppierten Lymphfollikeln besitzen Lymphknoten eine Kapsel. Sie stellen eine **FILTERSTATION** für die Lymphe dar.

Die Rinde (*Außenschicht*) eines Lymphknotens enthält **LYMPHFOLLIKEL**, die Innenschicht, das **MARK,** enthält hauptsächlich **PLASMAZELLEN** in ungruppierter Form. Dazwischen gibt es noch eine größere Anzahl weitere Zellen (*Makrophagen und Abkömmlinge*).

Zu Schluß gibt es noch die

● Lymphatischen Organe Milz und Thymus.

         ○ Die **MILZ** liegt intraperitoneal und besteht aus der weißen Pulpa (*Lymphfollikel*) und der roten Pulpa (*Blutmauserung*).

     📖 **siehe Frage # 4**

         ○ Der **THYMUS** liegt retrosternal und dient der Prägung der T-Lymphozyten.

     📖 **siehe Frage # 33**

33) Welche Aussage/n ist/sind richtig:

Der Thymus ...

a) liegt hinter dem Herzen
b) besteht aus 2 Lappen
c) dient der Schulung der neutrophilen Granulozyten
d) verfettet nach der Pubertät
e) ist durch Septen in einzelne Kammern aufgeteilt.

A) Alle Aussagen sind richtig.
B) Nur Aussagen a, b und e sind richtig.
C) Nur Aussagen b, d und e sind richtig.
D) Nur Aussagen a, b, c und d sind richtig.
E) Nur Aussagen c und e sind richtig.

Antwort:

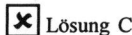 Lösung C.

Der **THYMUS** ist ein Organ, das maßgebend bei der Koordination der Abwehrvorgänge beteiligt ist.

c) Der **THYMUS** dient der **PRÄGUNG DER T-LYMPHOZYTEN**.
Das Organ liegt direkt unter dem Sternum (*retrosternal*) und ist beim Kind so groß, daß es Teile des Herzens bedecken kann.

a) Der Thymus liegt aber immer **VOR** dem Herzen, nie dahinter.

e) Das Organ besteht aus **2 LAPPEN** und ist von einer **ORGANKAPSEL** umgeben. Von der Kapsel ziehen bindegewebige Septen ins Innere und unterteilen das Organ in kleine Kammern.
(*Die „Klassenzimmer" für die T-Lymphozyten*)

Die Abwehrzellen, die sich im Thymus aufhalten (*die „Schüler"*) und die Bindegewebszellen, heißen **THYMOZYTEN**.

Jede Kammer ist unterteilt in

- eine Rinde (*Kortex*) und
- ein Mark.

In der **RINDE** sitzen viele **UNREIFE ZELLEN** (*die neuen Schüler*), im **MARK** sitzen die **FORTGE-SCHRITTENEN**; naturgemäß sind das immer wesentlich weniger.

Zwischen den „Schüler"-Reihen laufen die „Lehrer" durch, sogenannte dendritische Zellen, die zu den Makrophagen gehören. Sie präsentieren Antigene.
ein praxisnaher Unterricht.

Im Gegensatz zu Ihrer Schule ist es im Thymus so, daß man nur nach bestandener Prüfung auf die Menschheit, bzw. ins Blut entlassen wird. Wenn man durch die Prüfung fällt, wird man gefressen (*na, wer möchte die Schule wechseln?*).
Deshalb existiert im Thymus eine **BLUT-THYMUS-SCHRANKE**; die Ein- und Auswanderung von Zellen wird streng kontrolliert.

d) Nach dem Auftreten von Geschlechtshormonen tritt eine **PHYSIOLOGISCHE INVOLUTION**, eine Abbau des Thymus ein. Das Thymusgewebe wird nach der Pubertät durch **FETT** ersetzt.

c) Die **NEUTROPHILEN GRANULOZYTEN** gehören zur **UNSPEZIFISCHEN ABWEHR** und sind eigentlich reine Kampfmaschinen. Sie sind bis zu den Zähnen mit lysosomalen Granula bewaffnet und brauchen keine differenzierte Extra-Ausbildung.

34) Welche Aussage/n ist/sind richtig:

Zu den lymphatischen Organen gehören:

a)   Milz
b)   axillare Lymphknoten
c)   Tonsillen
d)   Interferone
e)   Appendix des Blinddarms

A)   Alle Aussagen sind richtig.
B)   Nur Aussagen a, c und e sind richtig.
C)   Nur Aussagen a, b, c und e sind richtig.
D)   Nur Aussagen b, c und d sind richtig.
E)   Nur Aussagen a und c sind richtig.

Antwort:

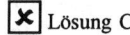 Lösung C.

📖 *Erinnern Sie sich an die Frage # 32?*

Die lymphatischen Organe kann man je nach Histologie und Anordnung der Lymphozyten in verschiedene Gruppen einteilen:

- **DIFFUSES LYMPHATISCHES GEWEBE.**
  Es handelt sich einfach um ein gehäuftes Austreten von Lymphozyten in diesem Gewebe. Beispiel: die physiologische Infiltration von Lymphozyten unter der Darmmukosa (*Lamina propria*) oder unter dem Flimmerepithel im Bronchialbaum.

- vereinzelt stehende **LYMPHFOLLIKEL.**
  Hier handelt es sich um eine strenger Anordnung von Lymphozyten; sie ist meistens in etwa kreis-, bzw., kugelförmig, wobei innen die B-Lymphozyten sitzen und außen die T-Lymphozyten.

- **GRUPPIERTE LYMPHFOLLIKEL.**
  Hier liegen einfach mehrere Lymphfollikel nebeneinander. Ein einzelner Lymphfollikel ist immer nach obigem Schema aufgebaut.
  c, e) Beispiele: die Gaumen-, Rachen- und Zungengrund-**MANDEL**, die Peyer'schen Plaques oder die **APPENDIX** des Blinddarms.

b) - **LYMPHKNOTEN.**
  Lymphknoten bestehen aus einer Ansammlung von **LYMPHFOLLIKELN** außen in der **RINDE** und diffusem lymphatischen Gewebe in der Mitte, im Mark.
  Die Lymphfollikel sind im Prinzip so aufgebaut, wie es üblich ist (*T-Lymphos außen, B-Lymphos innen*), nur haben diese Lymphfollikel, im Gegensatz zu den freien Lymphfollikel einen höheren Anteil an B-Lymphozyten. Die Lymphfollikel der Lymphknoten haben also ein großes Zentrum und einen relativ dünnen Mantel im Vergleich zu den sonst vorkommenden Lymphfollikeln. Die T-Lymphozyten liegen zusätzlich diffus in der Rinde, weniger strukturiert in Follikeln.
  Im **MARK** der Lymphknoten liegen unreife Zellen (*so eine Art Praktikanten*), sowie aktive **PLASMAZELLEN**.

a) ● Zusätzlich gibt es noch größere **LYMPHATISCHE ORGANE**;
Beispiel Milz oder der Thymus.

Wissen Sie noch, die **MILZ** liegt intraperitoneal und besteht aus der roten und der weißen Pulpa.

📖 **siehe Frage # 4**

Der **THYMUS** liegt retrosternal, besteht aus zwei Lappen und dient der **PRÄGUNG DER T-LYMPHOZYTEN.**
Nach der Pubertät wird das Organ in einen Fettkörper umgewandelt.

📖 **näheres siehe Frage # 33**

d) **INTERFERONE** gehören zu den Lymphokinen, den immunologischen Botenmolekülen.
Interferone sorgen dafür, daß der Körper gleichzeitig nur an einem Virus erkranken kann und hemmen das Wachstum von Krebszellen.

📖 **siehe Frage # 29**

35) Was sind Immunglobuline?

Mit welcher Laboruntersuchung kann man die Konzentration der Immunglobuline im Blut messen?

Antwort:

☒ Immunglobuline sind Antikörper.

☒ Mit der Elektrophorese kann man die Konzentration der Immunglobuline darstellen.

IMMUNGLOBULIN ist ein anderer Name für **ANTIKÖRPER**.
Antikörper sind Eiweißmoleküle; sie gehören zu den Plasmaeiweißen.

🖎 Im Rahmen einer Laboruntersuchung kann man die Plasmaeiweiße nach ihrer elektrischen Ladung aufteilen.

Diese Untersuchung heißt **ELEKTROPHORESE**.

Zur Technik:

Man trägt einen Tropfen des zu untersuchenden Plasmas auf einen (Papier-)Träger auf und legt an die Enden des Trägers eine elektrische Spannung.
Diejenigen Eiweiße, die viele negative Ladungen tragen, werden relativ schnell zum positiven Pol wandern, die positiveren Eiweiße mehr zum negativen Pol.
Die negativen Eiweiße sind die Albumine, die positivsten Eiweiße sind die Immunglobuline.

Man kann in einem zweiten Schritt die Menge der so aufgetrennten Eiweiße noch quantifizieren, so daß man eine Aussage treffen kann, wieviele Immunglobuline im Blutplasma vorhanden sind. Man erhält folgende Kurve:

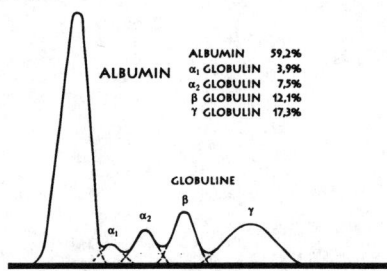

Die **IMMUNGLOBULINE** heißen auch **GAMMAGLOBULINE**.
📖 **siehe Amtsarztfragen Hämatologie**

36) Zeichnen Sie einen Antikörper und markieren Sie die Bindungsstelle des Antigens!

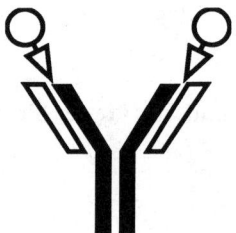

Antwort:

⊠

Ein **ANTIKÖRPER** ist ein **EIWEISS**, das aus 2 leichten und zwei schweren Ketten besteht. Vereinfacht dargestellt, bestimmen

- die **SCHWEREN** Ketten die **KLASSE** des Antikörpers
  (*A, D, G, M oder E*),
- die **LEICHTEN** Ketten sind für die **ANTIGENSPEZIFITÄT** verantwortlich.

(*stimmt nicht ganz, aber für die Prüfung reicht's*)

Ein Antikörper, egal aus welcher Klasse, kann immer nur **EIN** genau definiertes Antigen binden. (*Antigenspezifität*)

Der Antikörper hat **ZWEI BINDUNGSSTELLEN** für sein Antigen und setzt sich quasi kopfüber darauf. Die Basis des Y steht dann nach oben und stellt einen Freßreiz für Makrophagen und ähnlich hungrige Zellen dar. Bei der Phagozytose wird der Antikörper mitgefressen. (*Quasi eine Senf-funktion*)

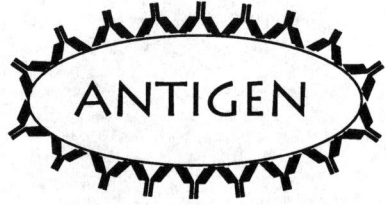

Eine weitere Möglichkeit ist, daß ein Antikörper das **KOMPLEMENTSYSTEM** aktiviert;
➡ das Komplementsystem führt zu einer Lysis der Zellen.
📖 **siehe Frage # 39**

Zur Anschaulichkeit:
☼ bei Abwehrreaktionen, die durch Antikörper induziert werden, reicht natürlich ein einzelner Antikörper nicht aus, um einen Makrophagen hinterm Ofen vorzulocken. Die Kaskade läuft erst dann richtig rund, wenn das ganze Bakterium oder der Fremdstoff mit Antikörpern besetzt ist.

37) Welche Klassen von Immunglobulinen kennen Sie?

Antwort:

[✗] IgA, IgE, IgM, IgD, Ig G.

IMMUNGLOBULINE sind **ANTIKÖRPER**, die aus jeweils **2 LEICHTEN** und **2 SCHWEREN KETTEN** bestehen.

Die **SCHWEREN** Ketten sind bestimmend für die **KLASSE** der Immunglobuline.

● Die **IGG** sind diejenigen Antikörper, die am häufigsten im Blut zu finden sind; sie schützen vor einer Infektion, indem sie sich sofort an eingedrungene Fremdkörper oder Bakterien binden und diese zur Phagozytose „freigeben".

● Die **IGM** sind Zusammenschlüsse von **5 EINZEL-ANTIKÖRPERN**; sie verhindern die Ausbreitung von Bakterien oder Viren, indem sie **KONGLOMERATE** bilden. Die IgM sind diejenigen Antikörper, die bei einer Infektion mit bis dato unbekannten Keimen gebildet werden.

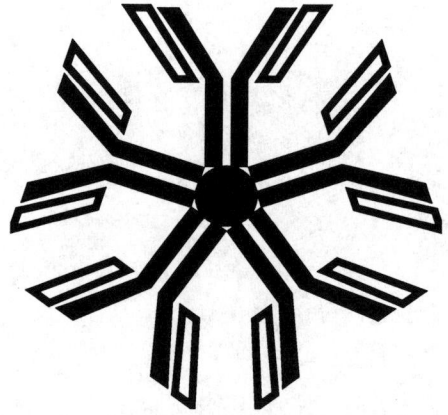

☞ Bei einer Reinfektion mit denselben Keimen werden IgG gebildet.

● Die **IGA** sind **SCHLEIMHAUTSTÄNDIGE** Antikörper.

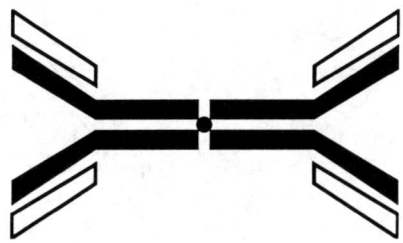

Sie bestehen aus **2 EINZELANTIKÖRPERN**. Genauso wie die IgM agglutinieren sie Antigene und verhindern so, daß Bakterien, die sich im Darm befinden, durch die Schleimhautbarriere wandern können.

IgA sind **PLAZENTAGÄNGIG** und schützen den kindlichen Magen-Darm-Trakt beim Stillen vor einer Fehlbesiedelung mit pathogenen Keimen.

● Die Funktion der **IGD** ist nicht so ganz bekannt; diese Antikörper werden von reifen B-Zellen exprimiert.

● Die **IGE** können sich an **MASTZELLEN** binden und Entzündungsreaktionen induzieren.
     Sie sind bei der Allergie Typ I, Typ II erhöht.

📖 **siehe Frage # 8**

38) Welche Aussage/n ist/sind richtig:

a) Eine Erhöhung der IgM weist auf eine akute Infektion hin.
b) Eine Erhöhung der IgG weist auf eine Parasiteninfektion hin.
c) IgA ist schleimhautständig.
d) IgE kann bei allergischen Reaktionen erhöht sein.
e) IgM ist plazentagängig.

A) Alle Aussagen sind richtig.
B) Nur Aussagen a, c und d sind richtig.
C) Nur Aussage b ist richtig.
D) Nur Aussagen b, d und e sind richtig.
E) Keine Aussage ist richtig.

Antwort:

$\boxed{\times}$ Lösung B.

Es leben die Multiple-Choice-Fragen; manchmal kann man sich die richtige Lösung ableiten.

a) Daß die **IGM** die Antikörper der **ERSTEN STUNDE** sind, sollten Sie eigentlich wissen.

✺Die IgM besitzen 5 Bindungsplätze und sie agglutinieren Bakterien oder sonstige Fremdstoffe. Dadurch verhindern sie die Ausbreitung von Bakterien oder Viren im Körper.

📖 **siehe Frage # 8 und # 37**

b) Bei **ALLERGISCHEN REAKTIONEN** oder bei Wurm- und Parasiteninfektionen sind die **IGE** erhöht, nicht die IgG.

Die **IGG** sind zirkulierende Antikörper und stellen quasi den Schutz vor Infektionen mit bekannten Antigenen dar. Sie stellen die **HAUPTMASSE** der Antikörper, die im Blut durch Elektrophorese nachweisbar sind.

Wissen Sie noch, wie man diese Fraktion nennt?

✆Jawohl, das sind die γ-**GLOBULINE**.

📖 **siehe Frage # 35**

c) Wenn Sie sich noch an die **Frage # 8** erinnern, dann wissen Sie (*hoffentlich*) noch, daß die **IGA** Antikörper sind, die 2 Bindungsstellen besitzen.

✺Auch sie agglutinieren Antigene (*Bakterien*), so daß die entstehenden Komplex zu groß sind, um durch die Schleimhautwand hindurch zu wandern.

Die IgA werden von **VERDAUUNGSDRÜSEN** und in der weiblichen **BRUST** produziert und dienen dem Schutz der Darmmukosa.

☞ Merke: Stillen schützt das Baby vor einer Besiedlung des Darms mit pathogenen Keimen.

d) **IGE** ist erhöht bei **ALLERGIEN** und bei Wurm- oder Parasiteninfektion.

IgE stimuliert besonders die **MASTZELLEN**, ihre Granula auszuschütten (*Histamin und Heparin*) und so die Entzündungsreaktion in Gang zu bringen.

e) Tja, das war wohl etwas schwieriger.

IgM ist nicht **PLAZENTAGÄNGIG**, da es einfach sterisch (*räumlich*) zu groß ist.

Kleine Antikörper, besonders das **IGG** passieren gut die Plazentaschranke und übertragen einen Infektionsschutz nach einer abgelaufenen Infektion auf das Kind. IgM schützen das Kind nicht.

39) Was ist das Komplementsystem?

Antwort:

[x] Das **KOMPLEMENTSYSTEM** ist ein System von Proteinen, das Zellen lysieren kann.

☞ Das Komplementsystem **ERGÄNZT** die Wirkung von Antikörpern.
(*to complement = ergänzen*)

Das Komplementsystem ist ein System von in etwa **20 PROTEINEN**, (*C_1 bis C_9 genannt*) die, ähnlich wie das System der Gerinnungskaskade, nacheinander aktiviert werden.
Das Ende vom Lied ist eine **LYSIS** (*ein Platzen*) der **FREMDZELLE**.

Die Kaskade kann gestartet werden durch ...

- Antigen-Antikörper-Komplexe, durch
- Bestandteile der Zellwand von Bakterien, durch
- Viren oder durch
- das sog. C-reaktive Protein.

Das C-reaktive Protein wird bei Entzündungen von Leberzellen exprimiert.

Man unterscheidet in Hinblick auf den Reaktionsablauf den klassischen Weg und den alternativen Reaktionsweg.

- Der **KLASSISCHE WEG** geht von einer Besetzung der Zielzelle von **IGG** oder **IGM** aus. Diese Antikörper sorgen dafür, daß sich irgendwann ein aktives C_3 (*eine der Komponenten des Komplementsystems*) bildet.

- Der **ALTERNATIVE REAKTIONSWEG** stellt eine spontane Aktivierung dar und geht schneller:
aktives C_3 lagert sich einfach „probehalber" Zellen auf. Körpereigene Zellen erkennen die Gefahr und fressen das C_3 auf; fremde Zellen, oder auch Tumorzellen, Bakterien, Viren, Parasiten bauen das aktive C_3 nicht schnell genug ab.

Jetzt kann mehrerlei passieren:

➡ aktives C_3 wird von **PHAGOZYTISCHEN ZELLEN** erkannt und steigert deren Appetit.

➡ es kann sich der sog. **MEMBRANANGRIFFSKOMPLEX** aus den restlichen Komponenten des Komplementsystems bilden. Dabei handelt es sich um eine kreisförmige Anordnung von verschiedenen aktivierten Proteinen auf der Membran der Zielzelle. Die Proteine sind so ausgerichtet, daß innen in dem Kreis eine hohe Ionenkonzentration vorliegt. Dieser Komplex zieht also aufgrund der osmotischen Kraft Wasser aus dem Zellinneren an

➡   die Zelle **PLATZT**.

➡ es kann sich ein dicker **PROTEINMANTEL** um ein Virus bilden, so daß das Virus sich nicht mehr an Zellen anlagern kann

➡   **VIRUSNEUTRALISIERUNG**.

Sie sehen, die **ABWEHR DES KÖRPERS** steht im Prinzip auf 3 Beinen:

- die **PHAGOZYTEN** (*unspezifisch*),
- das **KOMPLEMENTSYSTEM** (*unspezifisch*) und
- die **LYMPHOZYTEN** (*spezifisch*).

Alle Systeme greifen ineinander; bei einem realen „Bakterien-Überfall" antworten alle Systeme gleichzeitig.

40) **Beurteilen Sie beide Aussagen und die Verknüpfung:**

Interferone können Zellen vor einem Befall mit Viren schützen

weil

mit Viren infizierte Zellen Interferone abgeben und dadurch gesunde Zellen warnen können.

A)   Beide Aussagen und die Verknüpfung ist richtig.
B)   Nur beide Aussagen sind richtig.
C)   Nur die erste Aussage ist richtig.
D)   Nur die zweite Aussage ist richtig.
E)   Keine Aussage ist richtig.

Antwort:

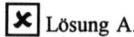 Lösung A.

INTERFERONE gehören zu den **LYMPHOKINEN** und sind **IMMUNOLOGISCHE INFORMATIONSMOLEKÜLE.**
📖 **siehe Frage # 29**

INTERFERON wird von Zellen gebildet, die von

- **VIREN,**

- Mykoplasmen oder

- Einzellern befallen sind.

Interferone **WARNEN** die anderen Zellen vor dieser Gefahr, so daß man immer nur an **EINEM** Virus erkranken kann.

Interferone hemmen auch das Wachstum neoplastischer Zellen und „erhöhen den Appetit" von Makrophagen.
(*Sie werden bereits in der Krebsbekämpfung eingesetzt.*)

41) Welche Aussage ist richtig?

A)   Asthma bronchiale ist eine allergische Reaktion Typ II.

B)   Der anaphylaktische Schock ist eine allergische Reaktion Typ I.

C)   Eine hämolytische Anämie durch Kälteantikörper ist eine allergische Reaktion Typ III.

D)   Die Glomerulonephritis ist eine allergische Reaktion vom Spättyp (Typ IV).

E)   Sensibilisierte T-Lymphozyten sind das Substrat der Allergie Typ II.

Antwort:

[**✗**] Lösung B.

Wenn man jetzt noch wüßte, was in Frage # 6 gestanden hat....

● Eine **ALLERGIE TYP I** ist eine Allergie vom **SOFORTTYP**.
Im Blut kann man erhöhte **IGE** nachweisen.

☞ Zu den klinischen Manifestationen gehören

B)   O   der **ANAPHYLAKTISCHE SCHOCK**,

A)   O   das Asthma bronchiale,

              O   der Heuschnupfen und

              O   die Urtikaria und

              O   das Quinke-Ödem.

● Eine **ALLERGIE TYP II** ist ebenfalls eine Allergie vom Soforttyp und ist gekennzeichnet durch **ZYTOTOXISCHE ANTIKÖRPER**. Diese Antikörper aktivieren das **KOMPLEMENTSYSTEM**.

☞ Klinisch handelt es sich um
C) Bluttransfusionszwischenfälle oder um hämolytische **ANÄMIEN** aufgrund von Wärme- oder Kälteantikörpern.

● Die **ALLERGIE TYP III** gehört auch zu den Sofortreaktionen.
Pathophysiologisch handelt es sich um eine Ablagerung von **IMMUNKOMPLEXEN** (*Antigen-Antikörperkomplexen*), die nicht schnell genug von Phagozyten aufgefressen werden.

☞ An klinischen Beispielen sollten Sie die
D) **GLOMERULONEPHRITIS** kennen, die nach einer Infektion mit β-hämolysierenden Streptokokken der Gruppe A auftaucht.
Weitere Beispiele wären der Lupus erythematodes oder die rheumatoide Arthritis.

●   Die **ALLERGIE TYP IV** ist eine Reaktion vom **SPÄTTYP**.

Sie wird auch Reaktion vom **TUBERKULINTYP** genannt.

Die klinischen Erscheinungen sind erst nach 12 bis 48 Stunden zu sehen.

E)   Es handelt sich um eine **ZELLVERMITTELTE ALLERGIEREAKTION**, d. h. diesmal sind die **T-LYMPHOZYTEN** „nervös" und neigen zu Überreaktionen. Die T-Lymphozyten aktivieren wiederum die Makrophagen und diese bilden um den Eindringling einen Zellwall,

➡   ein Granulom, oder sie induzieren einen, meist chronisch verlaufenden Entzündungsprozess.

42) Welche Aussage/n ist/sind richtig:

Die Transplantatabstoßung ...

a) ...... ist eine allergische Reaktion vom Soforttyp.

b) ...... wird durch T-Zellen vermittelt.

c) ...... richtet sich gegen Histokompatibilitätsantigene

d) ...... ist abhängig von der Vaskularisation der Organe

e) ...... kann durch eine natürliche Anregung der Immunabwehr (Echinacea z. B.) weitestgehend unterbunden werden.

A)   Alle Aussagen sind richtig.
B)   Nur Aussagen a, c und e sind richtig.
C)   Nur Aussagen a, d und e sind richtig.
D)   Nur Aussagen b, c und d sind richtig.
E)   Nur Aussagen a und e sind richtig.

Antwort:

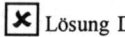 Lösung D.

Auch hier kann man sich durch das Ausschlußverfahren weiterhelfen.

Eine **ABSTOSSUNG EINES TRANSPLANTATS** (*einer implantierten Spenderniere beispielsweise*) beruht darauf, daß alle Körperzellen quasi einen **PERSONALAUSWEIS** mit sich herumtragen, dem man entnehmen kann, zu welchem Menschen sie gehören. Es handelt sich um besondere Strukturen in der Glykokalix und man kann davon ausgehen, daß keine 2 Menschen die gleichen Strukturen haben.

c) Mit dem Fachausdruck heißen diese Strukturen **MHC**.
(*major histo-compatibilitäts-komplex*)

b) **PHAGOZYTEN** kontrollieren ständig den MHC der Zellen und wehe, es wird ein „Schwarzfahrer" erwischt. Dann treten die **T-LYMPHOZYTEN** in Aktion und geben nicht eher Ruhe, bis das fremde Gewebe zerstört ist.

a) Pathophysiologisch handelt es sich also um eine **ALLERGIE TYP IV**.

e) Sie können sich vorstellen, daß wenn man in diesem Moment noch die Abwehrkräfte des Körpers anregt, sich die Entzündungs- und Abstoßungsreaktion noch verstärkt.
➡ Also ist es unsinnig und gefährlich, bei allen Patienten unkontrolliert die Abwehr anzuregen. Im Gegenteil: bei fast allen Patienten, die ein Spenderorgan erhalten haben, muß die Abwehr **UNTERDRÜCKT** werden (*Cortison*).

d) Die **ABSTOSSUNGSREAKTION** entspricht einer normalen **ENTZÜNDUNGSREAKTION** handelt (*wenigstens vom Ablauf her*).
Eine Entzündung geht immer mit **GEFÄSSREAKTIONEN** einher (*Rubor, Calor, Dolor, Tumor etc.*).
Gewebe, die keine Gefäße haben, können sich demzufolge auch nicht entzünden und können unbedenklich transplantiert werden.
➡ Z. B. die menschliche **HORNHAUT DES AUGES**.
Hier sind keine Abstoßungsreaktionen zu befürchten und die Patienten bekommen auch nach der Operation kein Cortison.

43) Welche Aussage/n ist/sind richtig:

Der systemische Lupus erythematodes ...

a) ...... ist eine chronische, in Schüben verlaufende Autoaggressionskrankheit.

b) ...... wird durch Antikörper gegen körpereigene DNA im Blut nachgewiesen.

c) ...... geht hauptsächlich mit eine Zerstörung exokriner Drüsen einher

d) ...... wird mit Kortison behandelt

e) ...... ist gekennzeichnet durch eine Sattelnase.

A)   Alle Aussagen sind richtig.
B)   Nur Aussagen c und d sind richtig.
C)   Nur Aussagen a und e sind richtig.
D)   Nur Aussagen a, b und d sind richtig.
E)   Nur Aussage c ist richtig.

Antwort:

☒ Lösung D.

Der **LUPUS ERYTHEMATODES** ist eine **AUTOAGGRESSIONSKRANKHEIT**.

b) Es werden Antikörper gegen die **EIGENE DNA** gebildet.
(*Also ein autoaggressiver Rundumschlag*)

a) Sie verläuft chronisch in Schüben und befällt meistens Frauen.

Der **KLINISCHE VERLAUF** kann sehr stark schwanken, es kann zu **FIEBER**, uncharakteristischen Hautveränderungen, zu Gelenksbeschwerden, Muskelschmerzen, Psychosen und einer Nephritis kommen. Meistens sind allgemeine **LYMPHKNOTENSCHWELLUNGEN** sichtbar.
Im Bereich des **MAGEN-DARM-TRAKTS** kommt es zu Ulcerationen, die Blutungen, Perforationen und Koliken hervorrufen können.
Zu allem Überfluß haben diese Patienten oft noch andere Kollagenosen.

d) Die Therapie besteht in der Dämpfung des Immunsystems: **CORTISON**.

c) Eine autoimmunologische Zerstörung exokriner Drüsen ist mit dem **SJÖRGEN-SYNDROM** vergesellschaftet.
Diese Erkrankung kann auch in Verbindung mit anderen Kollagenosen auftreten; die Patienten klagen meist über Mundtrockenheit, Geschmacksstörungen, Ulcera im Mund und haben eine Zungenatrophie. Die Parotis ist oft deutlich vergrößert.

e) Die **SATTELNASE** hat hier eigentlich nichts zu suchen.
Sie kann auftreten bei der angeborenen späten **LUES** oder bei **LEPRA**.
📖 **siehe Amtsarztfragen Infektionskrankheiten**

44) Welche Aussage/n ist/sind richtig:

Folgende Erkrankungen sind Autoaggressionskrankheiten:

a)   Sklerodermie
b)   Periarteriitis nodosa
c)   rheumatoide Arthritis
d)   Gicht
e)   Plasmozytom

A)   Alle Aussagen sind richtig.
B)   Nur Aussagen b, c und e sind richtig.
C)   Nur Aussage c ist richtig.
D)   Nur Aussagen c und e sind richtig.
E)   Nur Aussagen a, b und c sind richtig.

Antwort:

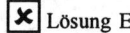 Lösung E.

AUTOAGGRESSIONSERKRANKUNGEN sind solche Krankheiten, bei denen Antikörper **GE-GEN KÖRPEREIGENES GEWEBE** gebildet werden; irgendwie ist die Kontrolle der Immunaktivitäten verloren gegangen.

Die zugrundeliegenden Ursachen sind noch nicht in den letzten Einzelheiten bekannt; entweder handelt es sich um

- „überaktive" T_4-Zellen (*T-Helfer-Zellen*) oder um
- funktionsgeminderte T_8-Zellen (*T-Supressor-Zellen*).

Bei bestimmten Gewebsantigenen treten Autoaggressionserkrankungen gehäuft auf (*z. B. HLA B 27*).

☞ Wichtig für Sie ist, bei Autoaggressionserkrankungen die Abwehr **NICHT** noch **ZUSÄTZLICH** unspezifisch anzuregen (*Echinacea etc.*), da sonst die autoaggressiven Prozesse beschleunigt ablaufen.

Beispiele für Autoaggressionskrankheiten sind:

- der **LUPUS ERYTHEMATODES**
📖   **siehe Frage # 43**

a)   •   die **PROGRESSIVE SKLERODERMIE**. Diese Erkrankung betrifft hauptsächlich Frauen zwischen dem 30. und 50. Lebensjahr. Vermutlich handelt es sich hier um überaktive T-Helfer-Zellen.

Pathophysiologisch erhöht sich der Gehalt an Kollagen in der Haut und in den inneren Organe; es entwickeln sich also quasi Narben (*ohne Anlaß*).

Die Haut ist irgendwann nicht mehr verschieblich; es kommt zu Bewegungseinschränkungen. In der Lunge entwickelt sich eine Lungenfibrose, es kommt zum Malabsortionssyndrom und zum Linksherzversagen und zum Nierenversagen.

- das **SJÖRGEN-SYNDROM** (*zerstört exokrine Drüsen*)
📖 **siehe Frage # 43**

- **VASKULITIDEN.** Bei dieser Form der Erkrankungen kommt es zu einer Zerstörung der **INTIMA** der Gefäße.
  Beispiele hierfür sind

b)   ○   die **PERIARTERIITIS NODOSA.**
            Sie geht mit Fieber, allgemeiner Schwäche und Gelenksbeschwerden einher. Es bilden sich tastbare Knötchen entlang den Gefäßen.

        ○   die **ARTERIITIS TEMPORALIS.** Auch diese Erkrankung geht mit Allgemeinsymptomen einher, jedoch ist hierbei hauptsächlich die A. temporalis betroffen. Die Arterie ist deutlich tastbar.

- die **RHEUMATOIDE ARTHRITIS.**
  Erinnern Sie sich noch an die Morgensteifigkeit, die Rheumaknoten, der symmetrische Befall der kleinen Fingergelenke?
📖 **siehe Frage # 12**

- die Thyreoiditis Hashimoto.
📖 **siehe Amtsarztfragen Hormonsystem**

- der M. Basedow.
📖 **siehe Amtsarztfragen Hormonsystem**

- die primär biliäre Zirrhose.
📖 **siehe Amtsarztfragen Differentialdiagnose**

- die Myasthenia gravis.
📖 **siehe Amtsarztfragen Neurologie**

- die idiopathische thrombozytopenische Purpura.
  (*Zerstörung von Thrombozyten*)
📖 **siehe Amtsarztfragen Hämatologie**

Wenn man den Begriff der Autoimmunkrankheiten etwas weiter faßt, kann man noch folgende Krankheiten hinzuzählen:

- der Diabetes Typ I
📖 **siehe Amtsarztfragen Stoffwechselkrankheiten**

- die chronisch atrophische Gastritis.
📖 **siehe Amtsarztfragen Verdauung Klinik**

- die chronisch aggressive Hepatitis.
📖 **siehe Amtsarztfragen Verdauung Klinik**

d) Die **PRIMÄRE GICHT** ist eine **AUSSCHEIDUNGSSTÖRUNG** und somit eigentlich eine Funktionsstörung der **NIERE**.
Es kommt zur Kumulation von **HARNSÄURE** im Körper und zur Ablagerung in allen bradytrophen Geweben, wie **KNORPEL** und auch **SEHNEN**.
Harnsäure entsteht beim Abbau von **ZELLKERNEN**; deshalb empfiehlt man dem Patienten, keine Innereien zu essen.
(*Innereien enthalten, im Gegensatz zu Pflanzenzellen relativ viele Zellkerne pro Gewichtseinheit*)

e) Das **PLASMOZYTOM** gehört in die Sparte der **LEUKOSEN**, der Erkrankungen des lymphoretikulären Systems. Pathophysiologisch handelt es sich um entartete **PLASMAZELLEN**, die ungebremst funktionslose Antikörper produzieren.
Sie überschwemmen den ganzen Körper mit den γ-Globulinen.
Die Antikörper, bzw. ihre Bestandteile werden von der Niere ausgeschieden, so daß an charakteristischen Befunden

- eine sehr **STARKE PROTEINURIE** zu finden ist,

- eine extrem **BESCHLEUNIGTE BLUTKÖRPERCHENSENKUNGS-GESCHWINDIGKEIT**
  (*100 in der ersten Stunde - Sturzsenkung*) und

- eine **KLOPFSCHMERZHAFTIGKEIT** in den knöchernen Absiedlungsstellen der entarteten Lymphozyten - z. B. in der Wirbelsäule.
📖 **siehe Amtsarztfragen Differentialdiagnose**

45) Welche Aussage ist richtig?

Autoaggressionskrankheiten ...

a) ...... behandelt man durch eine milde Stimulation der körpereigenen Abwehr

b) ...... behandelt man mit Kortison oder Zytostatika

c) ...... stellen eine Kontraindikation für das Autogene Training dar.

d) ...... führen nie zum Tod

e) ...... sind in der Regel chronisch verlaufende, harmlose Krankheiten.

A) Alle Aussagen sind richtig.
B) Nur Aussagen a und c sind richtig.
C) Nur Aussagen a, b und e sind richtig.
D) Nur Aussage b ist richtig.
E) Nur Aussagen d und e sind richtig.

Antwort:

[✗] Lösung: D.

Wie in **Frage # 43** schon dargestellt, gehen **AUTOAGGRESSIONSERKRANKUNGEN** mit einer Bildung von **ANTIKÖRPERN** einher, die **GEGEN KÖRPEREIGENES GEWEBE** gerichtet sind. Diese Antikörper stimulieren entweder die Phagozyten oder aktivieren das Komplementsystem, 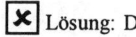 **siehe Frage # 39**

e) so daß man keinesfalls sagen kann, daß Autoaggressionserkrankungen harmlos sind.
(*Sie sind zwar in der Regel chronisch verlaufende Erkrankungen, aber nicht harmlos.*)

d) Autoaggressionserkrankungen können sehr wohl **ZUM TOD** führen.

b) Was die **BEHANDLUNG** von Autoaggressionserkrankungen angeht, so bemüht man sich, das Immunsystem zu **DÄMPFEN**; Cortison oder, in schlimmen Fällen Zytostatika.

a) Deshalb ist es auch gefährlich (*für den Patienten*), wenn der Heilpraktiker bei jedem neuen Patienten erst einmal das Immunsystem anregt.

c) Eine **KONTRAINDIKATION FÜR DAS AUTOGENE TRAINING** stellen Autoaggressionserkrankungen nicht dar. Das Autogene Training ist in aller Regel eine gute Sache, um Therapien aller Art zu begleiten; wieweit hier allerdings kausal etwas bewegt werden kann, ist unsicher.
☞ Eine echte Kontraindikation für das Autogene Training sind paranoide Psychosen.

46) Was sind T4-Zellen?

Welche Funktion haben sie?

Antwort:

[✖] T_4-Zellen sind T-Helfer-Zellen.

[✖] Sie initiieren eine koordinierte Immunantwort.

Die **T_4-ZELLEN** oder **T-HELFER-ZELLEN** gehören zu den T-Lymphozyten.

📖 **siehe Frage # 11**

Wenn **FREMDANTIGENE** (*Bakterien oder Viren*) **UNTER DAS EPITHEL** eingedrungen sind, wenn also, per definitionem eine **INFEKTION** vorliegt, sind vermutlich als erstes die ortsständigen Phagozyten zur Stelle. Falls nur wenige Keime eingedrungen sind, werden sie von den Freßzellen eliminiert und niemand merkt etwas davon.

Wenn jedoch die Keime sehr zahlreich sind und ein regelrechter Kampf entbrennt, weitet sich das Geschehen auch immunologisch aus: einer der Makrophagen schnappt sich ein Stück von einem Bakterium, Virus, o. ä. und geht Hilfe holen. D. h. er wandert im Gewebe umher, bis er einen T_4-**LYMPHOZYTEN** trifft, und dem klagt er dann sein Leid.
(*Den Makrophagen mit dem Bakterienteilstück nennt man antigenpräsentierende Zelle.*)

Die Aufgabe der T_4-Zellen besteht jetzt im Prinzip darin, die **ALARMGLOCKEN** zu läuten: die T-Helferzelle gibt **LYMPHOKINE** ab, die die anderen Abwehrzellen aktivieren (*B-Zellen und weitere T-Lymphozyten*).

Ohne die dazwischengeschaltete T-Helferzelle erfolgt keine Aktivierung der Lymphozyten.

Sie können sich daher sicher auch vorstellen, welche fatalen Folgen es hat, wenn die T-Helferzellen ausfallen:

☞ es erfolgt keine koordinierte Immunantwort mehr (*AIDS!*).

47) Welche Aussage/n ist/sind richtig:

Folgende Zellen gehören zum unspezifischen Abwehrsystem:

a)   Makrophagen
b)   B-Lymphozyten
c)   Granulozyten
d)   T-Zellen
e)   Monozyten

A)   Alle Aussagen sind richtig.
B)   Nur Aussagen a, c und e sind richtig.
C)   Nur Aussagen b, c und d sind richtig.
D)   Nur Aussagen a und e sind richtig.
E)   Nur Aussage e ist richtig.

Antwort:

☒ Lösung B.

Bezüglich des „Umgehens mit den Antigenen" kann man Abwehrvorgänge in die sogenannte

- ● **SPEZIFISCHE ABWEHR** und die
- ○ **UNSPEZIFISCHE ABWEHR** einteilen.

- ● Zellen der spezifischen Abwehr bekämpfen nur solche Antigene, die sie genau **KENNEN**,
- ○ Zellen der unspezifischen Abwehr fressen **ALLES**, was ihnen erlaubt wird.

○ Zu den Zellen der **UNSPEZIFISCHEN ABWEHR** gehören also alle **PHAGOZYTEN**:

c) ⊙ die **GRANULOZYTEN**.

Hierbei sind in erster Linie die **NEUTROPHILEN GRANULOZYTEN** gemeint.

☞ Erinnern Sie sich noch: **EITER** besteht zum großen Teil aus zerfallenden neutrophilen Granulozyten.

📖 **siehe Amtsarztfragen Hämatologie**

Die **EOSINOPHILEN GRANULOZYTEN** (*die mit den gefährlichen Enzymen*)

📖 **siehe Frage # 15**

können sowohl von Antikörpern als auch unspezifisch aktiviert werden.

(*Sie gehören also sowohl zum spezifischen als auch zum unspezifischen Abwehrsystem*).

Die Eosinophilen sind erhöht bei

- ● **ALLERGIEN**,
- ● bei **WURMINFEKTIONEN** und
- ● bei **AUTOIMMUNKRANKHEITEN**.

Die **BASOPHILEN** phagozytieren nicht oder nur sehr wenig; ihre Hauptaufgabe besteht in der Initiierung einer Entzündungsreaktion; sie gehören damit zum unspezifischen Abwehrsystem.

a) ○ Die **MAKROPHAGEN** sind diejenigen Zellen, die am meisten fressen (*Nomen est omen!*). Sie können aktiviert werden durch Lymphokine und Antikörper oder auch unspezifisch.

e) Monozyten sind Makrophagen, die noch nicht aktiviert sind; sie stellen die Ruheform dar.

➥ Ergo: **MONOZYTEN** gehören, genau wie **MAKROPHAGEN** sowohl zum **SPEZIFISCHEN** als auch zum **UNSPEZIFISCHEN** Abwehrsystem.

b,d) Die **LYMPHOZYTEN** bekämpfen nur die Gegner, die sie genau kennen - sie gehören zum **SPEZIFISCHEN ABWEHRSYSTEM**.

B-LYMPHOZYTEN wandeln sich in **PLASMAZELLEN** um, wenn sie aktiviert sind und produzieren **ANTIKÖRPER**.

Antikörper passen, wie Sie wissen, zu ihrem Antigen wie der Schlüssel zum Schloß.

➥ Spezifisch

Auch die **T-ZELLEN** sind sehr spezifisch. Die T-Zellen sind zum Beispiel verantwortlich für die **TRANSPLANTATABSTOSSUNG** oder für die Bekämpfung von **VIRUSINFEKTIONEN**.

48) **Beurteilen Sie beide Aussagen und die Verknüpfung:**

Der Heuschnupfen ist pathophysiologisch eine Allergie Typ I

weil

die Konzentration an IgE im Anfall erhöht ist.

A)   Beide Aussagen und die Verknüpfung ist richtig.
B)   Nur beide Aussagen sind richtig.
C)   Nur die erste Aussage ist richtig.
D)   Nur die zweite Aussage ist richtig.
E)   Keine Aussage ist richtig.

Antwort:

☒ Lösung A.

Erinnern Sie sich noch an ***Frage # 6?***

● Zu den Allergieerscheinungen **TYP I** gehört

  ● der **HEUSCHNUPFEN,**
  ● das allergische Asthma,
  ● der anaphylaktische Schock und
  ● die Urtikaria.

Die Allergie Typ I ist eine Allergie vom **SOFORTTYP.**

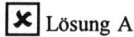 Pathogenetisch handelt es sich um eine **IGE**-vermittelte Reaktion;
Kennzeichen der Allergie Typ I ist also der erhöhte IgE-Spiegel im Blut.

● Bei der **ALLERGIE TYP II** weist man die **ZYTOTOXISCHEN ANTIKÖRPER** nach,

● bei der **ALLERGIE TYP III** die **ZIRKULIERENDEN IMMUNKOMPLEXE** und

● bei der **ALLERGIE TYP IV** die **ZELLULÄR** bedingt Überempfindlichkeitsreaktion.

49) Welche Aussage/n ist/sind richtig:

a)   Bakterielle Infektionen werden hauptsächlich durch Granulozyten bekämpft.

b)   Virale Infektionen werden hauptsächlich durch Lymphozyten bekämpft.

c)   Die Tbc-Reaktion (Tine-Test) ist eine Allergie Typ IV.

d)   Eine Anregung des Abwehrsystems erkennt man an eine beschleunigten Blutkörperchensenkungsreaktion.

e)   Nur die Lymphozyten können Gedächtniszellen bilden.

A)   Alle Aussagen sind richtig.
B)   Nur Aussagen a und c sind richtig.
C)   Nur Aussagen a, b und e sind richtig.
D)   Nur Aussagen c und d sind richtig.
E)   Nur Aussagen b, c und d sind richtig.

Antwort:

☒ Lösung A.

a) Wenn **BAKTERIEN** unter die Hautbarriere eindringen, sind als erstes die **NEUTROPHILEN GRANU-LOZYTEN** zur Stelle.

Durch den Zerfall von neutrophilen Granulozyten entsteht **EITER**.

☞ Im Normalfall (*Ausnahmen Tbc und Lepra*) ist also Eiter ein **ZEICHEN EINER BAKTERIELLEN INFEKTION**.

b) **VIREN** richten den Hauptschaden **INNERHALB** der Zelle an.

📖 **siehe Amtsarztfragen Mikrobiologie**

Die Bekämpfung einer viralen Infektion ist also ungleich schwieriger; hierfür sind besser die **LYM-PHOZYTEN** geeignet.

☞ Nur Lymphozyten sind in der Lage zu erkennen, daß, bzw. ob eine Zelle **VON VIREN** befallen ist.

c) *Die* **TBC-ABWEHR** *ist halt eine der Ausnahmen, die man einfach kennen sollte.*

Die Mykobakterien können nicht eliminiert werden; also sperrt der Körper sie hinter **MAKRO-PHAGENWÄLLEN** (*Granulome*) ein.

Kein Wunder also, daß das Abwehrsystem einen Heidenrespekt vor den Mykobakterien hat und überschießend (*allergisch*) reagiert, wenn es Mykobakterien registriert.

Man macht sich das beim **TINE-TEST** zunutze: wenn man einem Patienten, dessen Immunsystem schon Bekanntschaft mit Tbc-Bakterien gemacht hat, Zellwandbestandtteil in die Haut appliziert, ergibt sich eine **ZELLVERMITTELTE ALLERGISCHE REAKTION** (*Typ IV*).

An der Einstichstelle bilden sich Granulome (*Makrophagenwälle*).

d) Die Geschwindigkeit, mit der sich die Blutzellen in einem, mit ungerinnbar gemachtem Blut gefüllten Röhrchen absetzen, ist die **BLUTKÖRPERCHENSENKUNGSREAKTION** (BKS). Sie ist abhängig vom Vorhandensein bestimmter Proteine. Diese Proteine werden in der **LEBER** gebildet und bewirken eine allgemeine Stimulierung des Abwehrsystems. Die Messung der BKS ist also eine gute Sache, wenn man sich darüber informieren will, **OB** bei einem Patienten **DAS ABWEHRSYSTEM ANGEREGT** ist oder nicht.

☞ Die Messung ist sehr **EMPFINDLICH**, aber leider nicht sehr **SPEZIFISCH**; d. h. wenn die BKS beschleunigt ist, geht die Sucherei los, was eigentlich dahinter steckt.

e) **GEDÄCHTNISZELLEN** schützen vor einer weiteren (*klinischen*) Infektion mit bereits bekannten Keimen. Nach jeder Immunreaktion, bei der **LYMPHOZYTEN** beteiligt waren, überleben einige Zellen, die als Gedächtniszellen fungieren. Gesetzt den Fall, die Makrophagen und die T-Helfer-Zelle würden irgendwann mal wieder eine Infektion mit diesem Keimen melden, dann könnte die Gedächtniszelle so schnell Maßnahmen koordinieren (*Antikörper produzieren*), so daß **KEINE KLINISCHEN ENTZÜNDUNGSERSCHEINUNGEN** auftreten.

50) Welche Aussage/n ist/sind richtig:

Immunglobuline ...

a) ...... bestehen hauptsächlich aus Eiweiß.
b) ...... bestehen aus 2 schweren und 3 leichten Ketten.
c) ...... können Bakterien lysieren
d) ...... können Leukozyten aktivieren
e) ...... werden in den T$_8$-Zellen gebildet.

A)   Alle Aussagen sind richtig.
B)   Nur Aussagen a und e sind richtig.
C)   Nur Aussagen a und d sind richtig.
D)   Nur Aussagen a, b, c und d sind richtig.
E)   Nur Aussagen c, d, und e sind richtig.

Antwort:

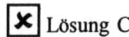 Lösung C.

a) ANTIKÖRPER oder IMMUNGLOBULINE bestehen zum großen Teil aus EIWEISS.

b) Sie bestehen aus **2 SCHWEREN** Ketten, die die Klasse der Antikörper bestimmen (*IgA, IgG etc.*) und **2 LEICHTEN** Ketten, die mehr für die Antigenspezifität da sind.

(Im Rahmen der Prüfungsgenauigkeit reicht es, wenn Sie das wissen.)

Diese 4 Ketten sind in einer **Y-FORM** angeordnet.

📖 **siehe Frage # 25 und # 36**

d) Die **AUFGABE** der Antikörper ist es, den **PHAGOZYTEN** das zu **MARKIEREN**, was sie fressen dürfen

➡ sie aktivieren also Leukozyten (*Makrophagen z. B.*).

Eine andere Aufgabe ist es, das **KOMPLEMENTSYSTEM** zu aktivieren.

c) Antikörper selber können der Zellen, an die sie sich angeheftet haben, **KEINEN** Schaden zufügen.

e) Ich hoffe, diese Aussage haben Sie nicht angekreuzt: Antikörper werden von aktivierte **B-LYM-PHOZYTEN**, den **PLASMAZELLEN** gebildet.

☞ *Wenn Sie's nicht gewußt haben, eine Strafrunde zurück auf* **Frage # 14**

Stichwortverzeichnis

Autoimmunerkrankung 57, **67**, 68, 70, 72, 142

axillare Lymphknoten **106**

β-hämolysierende Streptokokken der Gruppe A 28

B-Lymphozyten 30, 42, 48, 50, 62, 80, 86, 90, 92, **95**, 96, 98, 106, **142**, 143, 152

Bäcker 21

.... -asthma 22

Bakerzyste 44

bakterielle Infektion 6, **148**

Bakterien 148

Basalganglien 56

basophile Granulozyten **49**, 51

bei Zimmertemperatur aufbewahrt 27

Belastungsschmerz 77

beschleunigte Blutkörperchensenkungsgeschwindigkeit 136, **148**, 149

Beweglichkeit 76

Bienenstiche 54

BKS 136, **148**, 149

Blinddarm **98**

Blut-bild 5

.... -druck hoch **13**

.... -gruppe 35

.... -körperchensenkungsreaktion 149

.... -mauserung 18

.... -Thymus-Schranke 103

.... -transfusion 23

.... -ungen 132

bone marrow 50, 92

Brech-durchfall 27

.... -reiz 15

Bronchialasthma 28

Bronchialbaum 106

Bronchien 31

Bronchospasmus 15

Brucellosen 11

Chorea minor Sydenham 56

Chrom 65

.... -Nickel-Allergie 24, 37

chronisch aggressive Hepatitis 136

.... atrophische Gastritis 136

Clostridien 32

Cortison 132, 138

D

Darm 115

.... -mukosa 106, 118

Dauerschnupfen 28

Dermatitis 36

Desensibilisierungsbehandlungen 54

Desinfektionsmittel 65

Diabetes Typ I 136

Dickdarm 98

Dimer 32

DNA 132

Durchfall 23, 26

E

E. coli 32, 62

Echinacea **130**

Eisenmangelanämie 73, 77

Eisenspeicherung 77

Eiter 50, 142, 148

eitrige Angina tonsillaris 56

Eiweiss 152, **152**

Eiweiß 48
.... -körper 30
.... -mangel 11
.... -moleküle 80
elektrische Spannung 110
Elektrophorese 30, 110, 118
Endokard 56
.... -itis **25**, 28
endokrine Drüse **19**
endoplasmatisches Retikulum 96
Entbindung 73
Entzündungsreaktion 6, 35, 52, 118
eosinophile Granulozyten 47, **49**, **87**
.... Nachschwankung 7
eosinophile Granulozyten 7, 48, 51, 142
Epilepsie 10
Erdbeeren 27
erhöhte Permeabilität der Kapillaren 40
Erstinfektion 81
Erythema anulare 56
.... exsudativum multiforme 23
.... marginatum 56
.... nodosum 23
Erythropoetin 7
Erythrozyten **5**, 7, **47**, 48, **87**, 88
Exantheme 23

F

Farbstoffe 65
Faustschluß 73
Fett 103
Fieber 23, 76, 132
.... -schübe 44, **71**, 73
Filterstation für die Lymphe 99
Finger 72
Fisch 27

Frauen **55**
Fremdgewebe 93
Freßsignal 30
Friseure **21**

G

γ-Globulin 30, 110, 118
gastrointestinale Symptome 54
Gaumenmandel 106
Gedächtniszellen 6, 48, 62, **148**, 149
Gefäß-e 135
.... -entzündung 36
Gehirn 56
.... -affektion 10
Gelenk-kapseln 57
.... -knorpel 77
.... -sbeschwerden 132
Geschmacksstörungen 132
Gewebshormone 26
Gicht **134**, 136
Glomerulonephritis 23, 36, 64, **126**
Granulom 24, 46, 127, 148
.... -bildung 37
Granulozyten **5**, 86, 88, **96**, 142, **148**
Grippe 73
große Erythrozyten 11
große Gelenke **55**
gruppierte Lymphfollikel 98, 106

H

Halbantigen 65, 84
Hallux valgus 73, 76
Häm-molekül 48
.... -olysen 23
.... -olytische Anämie 35, **126**

Nachtrag

Tja, da hab' ich doch glatt noch einen Nachtrag. Gestern ging das erste alternativmedizinische Symposium über die Bühne. Vielleicht haben Sie selbst in den Medien darüber gehört oder gelesen. Die Resonanz war überwältigend positiv - immerhin war dies die erste Veranstaltung dieser Art. Unsere Gäste kamen sogar aus Belgien, Österreich und der Schweiz. Trotz der weiten Anfahrt war der allgemeine Tenor „die Veranstaltung war die Strapazen wert!".

Für uns ist dies der beste Beweis, daß wir mit unserer Vision richtig liegen. So oder so - wir waren ohnehin fest entschlossen, auch im nächsten Jahr unser Symposium abzuhalten, egal wir der erste Anlauf verlaufen wäre - aber diese, selbst für uns überraschend positive Resonanz hat uns einen solchen Auftrieb gegeben, daß wir jetzt schon an der Planung für nächstes Jahr arbeiten.

Für alle, die bisher noch nichts über die Vision hinter unseren Symposien wissen, hier eine kurze Darstellung:

Wir streben bei unseren Symposien eine interdisziplinäre Basis an - so etwas wie einen runden Tisch - an dem nicht nur Therapeuten der verschiedensten Fachrichtungen, sondern vor allem auch endlich einmal die Patienten mit den Therapeuten sitzen sollen. Wir greifen uns für jedes Symposium ein aktuelles Thema für alternative Naturheilverfahren heraus, das von Dozenten der verschiedensten Therapierichtungen beleuchtet wird. Verschiedene Therapierichtungen heißt, daß wir ein therapeutisches Spektrum anbieten werden, das von heimischen traditionellen Heilweisen bis zu - hier im geografischen Sinn - exotischen Heilweisen reicht. Ob Schamanismus, Akupunktur, Neuraltherapie oder Kneipp - wir werden hier jedem gegenüber aufgeschlossen sein, der etwas zur Erweiterung unseres Horizontes beizutragen hat. Wir spannen den gedanklichen Bogen aber nicht nur in einer Ebene, vielmehr erweitern wir die therapeutischen Ansätze um das unersetzliche Gebiet der psychotherapeutischen Denkmodelle und Therapien. Man kann sagen, daß wir die Welt, so wie wir sie erleben, in unserem Symposium reflektieren möchten. Zusätzlich bieten wir philosophische Betrachtungen und therapeutische Grenzbereiche an, die uns helfen können, den Kern der Themen, die wir uns für jedes Jahr wählen, zu verstehen.

Für dieses Jahr hatten wir uns den Themenkreis der chronischen Schmerzsyndrome herausgegriffen. Frau Dr. Rommelfanger hatte sich hierfür aus Ihrem Wirkungskreis verschiedene Dozenten herausgesucht, die sich des Themas wie folgt annahmen:

Neuraltherapie	Akupunktur
Massage	Ayurveda
Ohrakupunktur	Ernährung
Phytotherapie	Ausleitungsverfahren
Triggerpunkte	Verhaltenstherapie
Chiropraxis	Frankl
ganzheitliche Schmerzbetrachtung	Psychoanalyse/Katathymes Bilderleben
Perls	Reiki
progressive Relaxation	Autogenes Training/Hypnose
Kausalität im Schmerzerleben	Reinkarnationstherapie

Sie sehen, es war reichlich Stoff zum Nachdenken und Nacharbeiten geboten. Eine Besucherin fasste Ihre Eindrücke mit den Worten zusammen, daß es die Besonderheit war, daß sich hier primär einmal nicht die Therapien selbst dargestellt hätten, sondern daß umgekehrt einmal die Frage gestellt wurde, was können die Therapien bei einem bestimmten Problem beitragen. Zu sehen, aus welch unterschiedlichen Richtungen man sich ein und derselben Fragestellung näherte, hätte für sie erst das Potential gezeigt, das dem Therapeuten zur Verfügung steht.

Umgekehrt - das heißt von der anderen Seite der Nadel - haben wir von vielen Besuchern, die als Patienten kamen, gehört, daß sie sich seit Jahren mit Schmerzen plagen und doch schon glaubten alles probiert zu haben. Aber hier seien Ihnen an zwei Tagen so viele Möglichkeiten gezeigt worden, an die sie gar nicht gedacht hätten, daß Sie Hoffnung gefaßt haben, ihr Leiden doch noch einmal zu beenden. Ja - ein Patient kam ganz spontan und sagte freudestrahlend, daß ihm der Knoten aufgegangen sei, wo er die Ursache seiner Schmerzen zu suchen habe.

Wenn wir uns mit unseren Gästen unterhalten haben - egal ob sie als Patient oder als Therapeut kamen - so war der übereinstimmende Tenor, daß man von den meisten Verfahren schon gehört habe, verschiedentlich sogar etwas mehr, daß man aber über den Weg, den wir hier gezeigt haben, einen ganz neuen Zugang gefunden hat.

Das ist genau der Punkt, um den es für uns geht. Kein Therapeut kann alle Verfahren können - kein Therapeut kann alle Verfahren kennen. Der springende Punkt in der Praxis ist es doch aber, die entscheidende Idee im rechten Moment zu haben. Im therapeutischen Alltag ist es der Moment, wenn Sie als Therapeuten mit Ihrem Latein am Ende sind, weil Sie keinen Zugang zum Patienten finden.

Das ist unser Ziel, das wir uns mit den Symposien gesteckt haben - Ihnen hier eine neue Einsicht zu vermitteln. Egal ob Sie sich jetzt selbst mit der Therapie beschäftigen oder sich mit einem Kollegen zusammensetzen, der mit dieser Therapie bereits arbeitet, Sie müssen den Patienten nicht enttäuschen, sondern können ihm bei seiner Erkrankung helfen. Das ist therapeutischer Erfolg - das sichert Ihnen auch den guten Ruf, auf den jeder Behandler angewiesen ist.

Die Anwesenheit eines Internisten, der seinen ganzen Praxisstab mit zu unserem Symposium brachte und der sich auch recht lobend über die Veranstaltung äußerte, hat uns gezeigt, daß wir hier nicht vergebens arbeiten.

Sie können sich vorstellen, daß sich unser Dozententeam in einer recht gehobenen Stimmung befand, als wir uns gestern abend zusammensetzten um die letzten zwei Tage aufzuarbeiten. Dabei kam wieder ein Gedanke auf - diesmal aus den Reihen der Dozenten - den ich schon seit den ersten Planungsphasen mit mir herumgetragen hatte: Man müßte die Vorträge (wenigstens gekürzt) als Buch herausbringen. Ich habe zwar noch so viel Arbeit liegen, daß mein Tag 48 Stunden und ich ein biblisches Alter bräuchte um fertig zu werde, aber so ist das halt - eine Vision hat ihre eigenen Gesetzmäßigkeiten und Erfordernisse und stellt ein Diktat dar, dem man sich selbst nur zu gerne unterwirft.

Deshalb wird der ΛRDEΛ - Verlag eine neue Buchreihe starten. Titel der Buchreihe: „Die ΛRDEΛ - Symposien". Hier werden die Vorträge der Symposien gekürzt veröffentlicht. Erscheinungstermin jeweils um die darauffolgende Jahreswende. Das besondere daran? Wir werden diese Reihe immer wieder nachdrucken. So wird für Sie auch in zehn oder zwanzig Jahren die Möglichkeit bestehen, auf den Inhalt unserer Symposien zuzugreifen.

Das ist aber noch nicht alles. Frau Dr. Rommmelfanger hat uns den ersten Band ihrer **„Schriften zur Neuraltherapie"** geschrieben. Ich hoffe, daß ich in nächster Zeit zum Setzen komme. Erscheinungstermin? Am Besten ist's, wenn Sie ab und zu mal auf unserer Internetseite reinschauen.

So, das muß genügen - die Zeit rennt und rennt und mir bleibt nicht mehr zu sagen als

...bis bald, Ihr geschätzter Verleger

K.H. Herzog

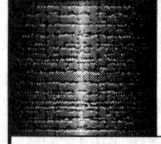

Dr. med. P. Rommelfanger

Amtsarztfragen

für
die
Heilpraktikerprüfung

HERZ/KREISLAUF
VORKLINIK

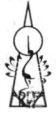

Dr. med. P. Rommelfanger

Amtsarztfragen

für
die
Heilpraktikerprüfung

HERZ/KREISLAUF
KLINIK

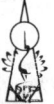

Herz/Kreislauf - Vorklinik

Das fängt ja schon mal gut an!
Herz/Kreislaufsystem - soweit müßte eigentlich alles klar sein! - oder???

Mal ganz im Ernst - wenn hier schon Probleme auftauchen, dann sollten Sie von Ihrem Prüfungszeitpunkt noch ein gutes Stück entfernt sein.

... aber **Vorklinik** - was soll das nun wieder?

Nun, ganz einfach: Wir bemühen uns doch alle um eine ernsthafte Ausbildung - nicht nur um eben mit Mühe und Not über die Prüfungsklippen zu rutschen. Deshalb haben wir uns auch bei unseren Büchern an der medizinischen Ausbildung orientiert.

Im vorklinischen Teil lernen Sie also das **Basiswissen**, das Grundgerüst, das Sie später, zum Begreifen der Erkrankungen, bitter nötig haben.

Explizit also solche Gebiete wie **Anatomie/ Physiologie**.

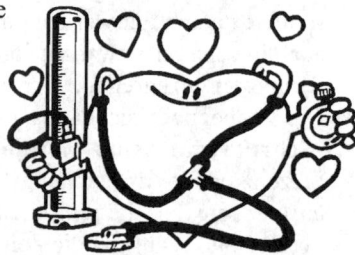

Herz/Kreislauf - Klinik

Nachdem Sie also mit dem Vorklinikband bestens gerüstet sind, werden Sie hier mit den schädlichen Auswirkungen der Ausfallserscheinungen und pathologischen Zuständen konfrontiert. **Wenn Sie gut aufgepaßt haben**, dann werden Sie alle klinischen Erscheinungen **verstehen** und auch **erklären** können.

Das ist der große Vorteil, daß Sie dann begriffen haben und keine Fakten auswendig lernen müsse - *im Ernst, später in der Praxis sind Sie eh aufgeschmissen, wenn Ihnen in der vorklinischen Ausbildung Lücken geblieben sind.*

Gesetzeskunde

Damit Sie auch **in Ihrem eigenen Interesse** Ihren gesetzlichen Spielraum kennen und Ihren **Schutz**, bzw. um Ihre **Verantwortlichkeit** auch wissen, gibt es so schöne Themen wie die Gesetzeskunde.

Normalerweise ein extrem trockener Stoff, der aber trotzdem sehr interessant sein kann. Leider sind die Juristen offensichtlich alles furchtbar komplizierte Wesen mit einem sehr spärlichen Sinn für Humor. Damit Sie trotzdem am Schatz unserer Gesetzgebung teilnehmen können, ohne gleich zu verstauben, haben wir einen Band mit 100 Fragen - die Lektüre lohnt sich wirklich!

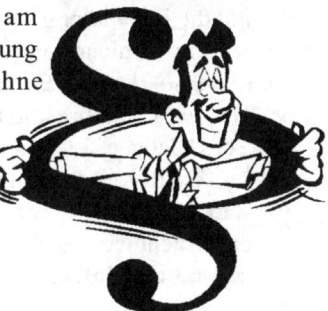

Dr. med. P. Rommelfanger

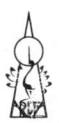

Amtsarztfragen

für
die
Heilpraktikerprüfung

GESETZESKUNDE

Mikrobiologie
Hygiene

Das ist ein Thema, das Ihnen später immer wieder in Ihrer eigenen Praxis begegnen wird.

Als Stichwort genügt wohl **Sterilisation, Desinfektion**. Doch damit ist das Thema natürlich noch lange nicht erschöpft - *im Gegensatz zu Ihnen, was?*

Sie werden zwar schon lange den Verdacht haben, daß wir im Auftrag der Amtsärzte arbeiten, aber wir können Sie beruhigen. Die Wichtigkeit solcher Themen ist einfach das Resultat so manchen Praxisalltags. Wenn Sie die ganze Praxis einschließlich des Therapeuten mit Desinfektionsmittel eingeweicht haben, sehen Sie die Thematik in ganz anderem Licht!

Also - es betrifft nicht nur den Schutz der Bevölkerung, sondern auch den Schutz des **Behandlers**.

In diese Rubrik fällt auch unser nächster Band ...

Dr. med. P. Rommelfanger

Amtsarztfragen

für
die
Heilpraktikerprüfung

**MIKROBIOLOGIE
HYGIENE**

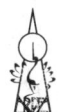

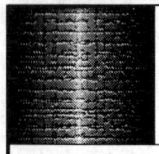

Dr. med. P. Rommelfanger

Amtsarztfragen

für
die
Heilpraktikerprüfung

INFEKTIONSKRANKHEITEN

BAND 1

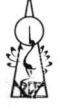

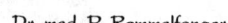

Infektionskrankheiten Band 1

Wenn Sie hierin eine Schikane sehen, um Sie bei der Prüfung zu zwiebeln, dann sollten Sie sich einmal den Film "Outbreak" ansehen. Die sonstige Rahmenhandlung einmal außer Acht lassend, macht es einem erschreckend deutlich, wie sehr wir darauf angewiesen sind, daß Infektionskrankheiten rechtzeitig genug gemeldet werden. Einer Meldung geht aber in erster Linie auch ein Erkennen der Erkrankung voraus - und da sind die Behandler gefordert!

Auch wenn es nicht immer gleich die tödlichen Formen sind (*so ähnliche Erkrankungen wie im Film gibt es übrigens*!) - die Infektionskrankheiten kommen im Zuge des heutigen Tourismus aus den entlegensten Provinzen direkt vor unsere Haustüre und es gilt heute stärker denn je - je früher der Behandler erkennt, daß irgendwelche Symptome hinweisen auf eine Infektionskrankheit, desto größer sind die Chancen zu helfen und vor allem zu schützen.

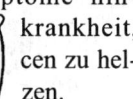

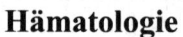

Dr. med. P. Rommelfanger

Amtsarztfragen

für
die
Heilpraktikerprüfung

HÄMATOLOGIE

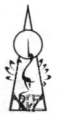

Hämatologie

Daß das Thema Blut schon immer die Gemüter bewegt hat und nicht nur literarische und filmische Beachtung findet, ist ja wohl nicht neu - Blut ist eben ein besonderer Saft.

Schon die Säftelehre unserer (*geistigen*) Altvorderen hat die Zusammenhänge zwischen körperlichen Wohlbefinden und dem Fluß unserer "Körpersäfte" entsprechend gewürdigt.

Dank des technischen Fortschritts haben wir heute Labors, in denen das Blut ein paar Eigenschaften mehr hat, als einfach nur rot zu sein.

*Wissen Sie eigentlich noch **warum** es rot ist?*

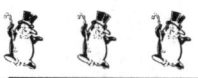
Notfallmedizin

Na, da sind wir ja schon bei einem heißen Thema!
Es gibt anscheinend Leute, die sind der Meinung, der HP sei eh kein Mediziner,
folglich braucht ihn das Thema auch nicht zu tangieren - und überhaupt, wozu gibt's schließlich den Notarzt?

Also zum einen ist dies ein Thema, das jedermann intus haben sollte, zum anderen natürlich speziell jeder Behandler.

Wer jemals eine Therapieform in Erwägung zieht, für die es **Kontrainikationen** gibt, der muß sich auf jeden Fall im Klaren sein, was er zu tun hat, wenn sich der Ernstfall einstellt!

Dies ist im Gesetz als Sorgfaltspflicht aufgeführt.

Preisfrage: Welche Therapie kennt keine Kontraindikation?

Zum leidigen Thema "**Notfallmedikamente**" das im Augenblick recht Furore macht sei angemerkt, daß die Aushändigung an HP's den zuständigen Gesundheitsämtern freigestellt ist - definitive Situation!

Mehr Auskünfte und Diskussionspunkte auf unserer FAQ Seite im Internet - Sie sehen, es gibt eine ganze Reihe an Gründen ....

Hormonsystem

Es sind nicht nur solche Diskussionspunkte wie die Notfallmedikamente, die uns zum rotieren bringen.

An vorderster Stelle steht natürlich unser Hormonsystem. Es steuert uns ja das ganze Jahr, Tag und Nacht - nicht nur, wenn uns der Hafer sticht.

Ein essentielles Thema für die "wie geht das eigentlich ...?"-Ecke.

Dr. med. P. Rommelfanger

Amtsarztfragen

für
die
Heilpraktikerprüfung

Notfallmedizin

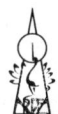

Dr. med. P. Rommelfanger

Amtsarztfragen

für
die
Heilpraktikerprüfung

HORMONSYSTEM

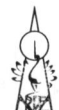

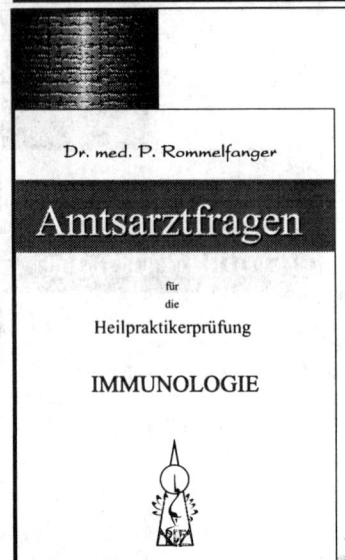

Dr. med. P. Rommelfanger

Amtsarztfragen

für
die
Heilpraktikerprüfung

IMMUNOLOGIE

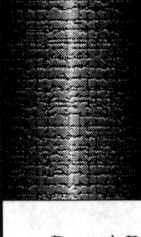

Immunologie

Und schon sind wir bei einem absoluten Pflichtthema der **Alternativmediziner**.

Stimmulieren Sie Ihr Abwehrsystem - wer kennt nicht die Schlagzeilen und Parolen? Was für den Fußballprofi Tag und Nacht seine Gültigkeit hat - gilt das auch für den Rest der Menschheit??

Wenn Sie wissen, wie unser Abwehrsystem aufgebaut ist, wann eine Stimulation sinnvoll ist - und noch wichtiger, wann sie kontraindiziert ist, sollten Sie in diesem Band besonders gut abschneiden.

Wenn nicht, dann sollten Sie schleunigst Ihre Nase in die Bücher stecken, damit Sie in diesem Band gut abschneiden - Ihre Patienten werden es Ihnen danken.

Differentialdiagnose Band 1

Gerade bei diesem Band haben wir extrem viele Nachfragen nach den Folgebänden.

Kein Wunder - schließlich ist die Differentialdiagnose erst das Salz in der Suppe des Therapeuten.

Spielen Sie doch einmal Dr. Watson - dann können Sie sich hier als Spürhund erweisen und wie weiland Sherlock Holmes den Symptomen folgen um den Übeltäter zu isolieren und dingfest zu machen. Das Beste dabei ist, es macht echt Spaß. Wer  einmal unsere **Differentialdiagnosewochenenden** mitgemacht hat, der wird dies bestätigen.

Dr. med. P. Rommelfanger

Amtsarztfragen

für
die
Heilpraktikerprüfung

DIFFERENTIAL-
DIAGNOSE
Band 1

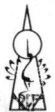

Wie - Sie wissen nicht, was es damit auf sich hat?

Kaum zu glauben, aber wenn Sie meinen - also Frau Dr. Rommelfanger bietet an zwei Tagen buchstäblich von früh bis spät Patientenfälle an, mit denen Sie Ihr differentialdiagnostisches Geschick schulen können - wichtig vor allem für die "mündliche" und natürlich die Praxis. Schauen Sie die Termine am besten auf unserer Internetseite nach ⬛▶HP's ⬛▶Paukkurse

Vademecum für die Heilpraktikerprüfung

Unser Klassiker an sich.

Wohl kein Band unserer Reihe hat so viele Liebhaber gefunden, wie unser Vademecum. Es ist jedesmal eine Freude zu sehen, mit wieviel Hingabe und Begeisterung die Schüler Ihr eigenes Vademecum schaffen.

Die Bücher werden offensichtlich wirklich bei jeder Gelegenheit mitgenommen - sei's zum Baden an den Strand, sei's beim Essen, in der Straßenbahn oder zum Abenteuerurlaub in die Regenwälder Indiens.

Weil wir uns natürlich freuen, daß unsere Idee so gut angekommen ist, hier ein kleines "Dankeschön" an unsere hartgesottenen Fans:

Wie Sie vielleicht schon gehört haben (Internet???) haben wir 1998 unser "Erstes alternativmedizinisches Symposium" in Fürth. Das Symposium dauert zwei Tage und bietet Vorträge und die Gelegenheit Workshops mitzumachen. Die zwei Tage Vorträge sollen ca. 80 .-DM kosten. Für unsere Fans gilt: wenn Sie Ihr Vademecum mitbringen, zahlen Sie 20.- DM weniger!

Das Angebot gilt für HP's und Psychotherapeuten (und natürlich für die Anwärter).

Für alle Newcomer, die unser Vademecum noch nicht kennen:

Es ist unser ultimatives Paukkompendium, in dem der prüfungsrelevante Stoff stichpunktartig zusammengefaßt ist - in genau den Formulierungen, die der Amtsarzt von Ihnen hören will.

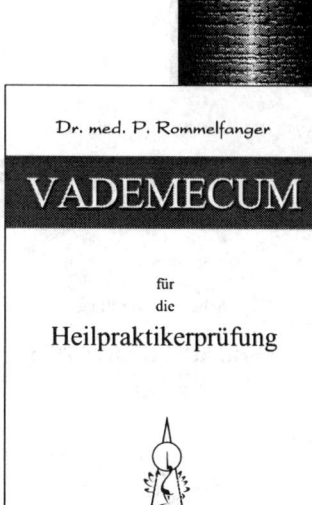

Dr. med. P. Rommelfanger

VADEMECUM

für die Heilpraktikerprüfung

Verdauungssystem Vorklinik

Was es mit dem "Vorklinik" auf sich hat, sollte Ihnen ja noch vom Herz/Kreislaufsystem her geläufig sein - *wenn nicht, gehen Sie zurück zum Start, gehen Sie nicht über "LOS" und kassieren Sie keine 100.-MM (Monopoly-Mark natürlich).*

Falls Sie sich die Mühe sparen wollen - es geht hier um unser Verdauungssystem und die Frage(n):

"Wie funktioniert das eigentlich ... "

Dr. med. P. Rommelfanger

Amtsarztfragen

für die Heilpraktikerprüfung

VERDAUUNGSSYSTEM VORKLINIK

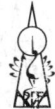

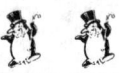

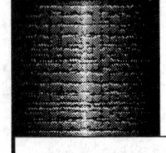

Dr. med. P. Rommelfanger

Amtsarztfragen

für
die
Heilpraktikerprüfung

VERDAUUNGSSYSTEM

KLINIK

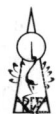

Verdauungssystem Klinik

... während hier wohl die Frage angebracht ist:"Was hat hier **nicht** funktioniert?"

Im Extremfall stellt die Frage der Pathologe, doch damit es nicht soweit kommt, haben Sie ja schließlich bei der Vorklinik besonders gut aufgepaßt.

Dr. med. P. Rommelfanger

Amtsarztfragen

für
die
Heilpraktikerprüfung

STOFFWECHSEL

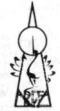

Stoffwechsel

... und weil wir schon so schön beim Thema sind, gibt's den Stoffwechsel gleich hinterher.

Was wäre denn auch die beste Verdauung ohne den Stoffwechsel? Wir betreten mit dem Band den Bereich jenseits der Futterluke. Alles, was also zwischen dem appetitlichen Steak, Vollkornbrot, oder Sahnestückchen (ich hoffe, ich habe niemanden vergessen) und seiner recycling-fähigen Bio-endstufe liegt, fällt wohl in diesen Bereich - nur, daß es hier noch mehr ins Detail geht.

Damit also Ihre Lücken geschlossen werden, was die Maschine Mensch am Laufen hält ...

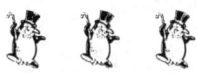

Niere

Ja, ja, das Thema kann einen auch ganz schön zum Laufen bringen. Besonders denkwürdig sind dann die Momente, in denen man nicht so kann, wie man möchte - oder schlimmer noch - müßte.
Andere dagegen wären froh, wenn Sie noch so könnten - *Sie sehen, man kann's nicht jedem recht machen.*
Mit diesem Band sind wir den vielen Anfragen nachgekommen, die sich bei uns gehäuft haben. Überraschenderweise für uns - schließlich, wenn Sie das einmal gut und verständlich von Ihren Dozenten gehört haben, sollte zumindestens das Stoffgebiet erschöpft sein.
Weil das Thema aber offensichtlich recht weitverbreitet ist (und auch recht gern gefragt wird), war es uns einen dicken Band mit 100 Fragen wert. Jetzt sollten Ihnen also auch 100 richtige Antworten einfallen

Dr. med. P. Rommelfanger

Amtsarztfragen

für
die
Heilpraktikerprüfung

NIERE

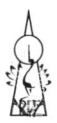

Nervensystem Klinik

Im Gegensatz zu einer Pralinenschachtel, bei der man bekanntlich nicht weiß, was sie enthält, ist wohl klar, was der "Klinikband" unseres Nervensystems enthält.
100 ausgesuchte Fragen zu Ihrem persönlichen und intelektuellen Vergnügen aufbereitet und kommentiert von Frau Dr. Rommelfanger, die hier endlich einmal Gelegenheit hatte Ihrem Steckenpferd gehörig die Sporen zu geben.
Sie werden wohl selten Gelegenheit haben gerade zu diesem Thema soviel geistvollen und kompetenten Kommentar zu lesen.
Vielleicht sind Sie nach der Lektüre ebenfalls vom "infektiösen Nervenfieber" befallen - ob Sie dann aber auch meldepflichtig sind sollten Sie selbst am Besten wissen - *wenn nicht, gehen Sie zurück zu den Infektionskrankheiten, ziehen Sie eine rote Karte und warten im Ereignisfach unter "verschiedenes"!*

Dr. med. P. Rommelfanger

Amtsarztfragen

für
die
Heilpraktikerprüfung

NERVENSYSTEM
KLINIK

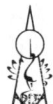

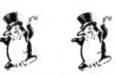

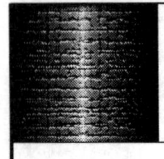

Dr. med. P. Rommelfanger

Amtsarztfragen

für
die
Heilpraktikerprüfung

NERVENSYSTEM

VORKLINIK

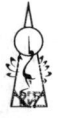

Nervensystem Vorklinik

Mmmmh ... 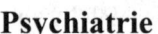 des Lebens Würze für den einen und das Salz in der Prüfungssuppe überhaupt.
Wer erst mal auf den Geschmack gekommen ist, der weiß wovon wir sprechen.
Bei der Fülle des Stoffes und der Besonderheit der Materie, stellen wir hier erst mal einen Band mit 80 "nervigen" Fragen vor, es wird auf jeden Fall einen Folgeband geben. Sie sehen ja selbst, wenn Sie den Band haben, daß er fast noch dicker geworden ist, als unsere 100er Fragenbände. Das hat nicht alleine damit zu tun, daß sich hier unsere Autorin in Ihrem Elment fühlt, vielmehr herrschen hier zum Teil die größten Defizite. Bleibt also nur anzumerken, wann wir Sie das nächste mal "nerven"?

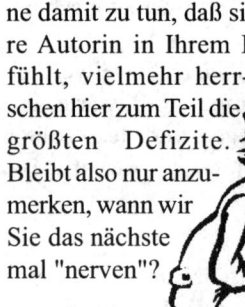

Wer weiß ...?

Dr. med. P. Rommelfanger

Amtsarztfragen

für
die
Heilpraktikerprüfung

PSYCHIATRIE

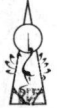

Psychiatrie

... und weil wir schon dabei waren, haben wir die Überschneidung beider Fakultäten (*der Heilpraktiker und der Psychotherapeuten*) benutzt und einen Band herausgebracht, der **in beiden** Fachrichtungen geprüft wird.
Zum einen hat es schon genügend Prüfungen gegeben, in denen hier ein echter Schwerpunkt war, zum anderen, ahnt man ja gar nicht, was so alles im ganz normalen Praxisalltag auf einen zukommt.
Damit also aus der subjektiven Meise eine objektive und kompetente Diagnose wird ..

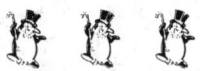

Bewegungsapparat

... schon wieder so ein "na endlich..." - Band.
Dieses Fachgebiet hat auch uns ganz schön in Bewegung gehalten. Damit wir das Thema überhaupt schnell genug zur Prüfungsvorbereitung behandeln konnten und damit Sie sich auf dieses Fach überhaupt vorbereiten können, haben wir hier einen Band mit 50 Fragen herausgebracht.

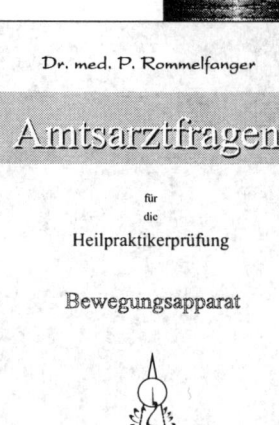

Dr. med. P. Rommelfanger

Amtsarztfragen

für
die
Heilpraktikerprüfung

Bewegungsapparat

Ja, ja, ich sehe Sie schon vor mir mit diesem glitzernden Fragezeichen in den Augen. Warum nicht 100 Fragen, warum heißt das nicht Band 1 etc.
Also, wenn ich jetzt Band 1 sage, habe ich morgen die Bestellungen für Band 2 auf dem Tisch liegen. Das ist für beide Seiten lästig und schafft einfach zuviel Verwirrung.
Wenn Frau Dr. Rommelfanger mal wieder ruhige 5 Minuten hat, wird es eben "ganz überraschend" einen 2. Band geben - Material haben wir auf jeden Fall genug.
Die andere Alternative mit den 100 Fragen ist leider etwas unrealistisch. Wir legen uns dann, von der Produktionsseite auf einen Zeitraum fest, der halt auch von anderen Fachrichtungen benötigt wird. Deshalb lieber hier eine Lösung, die Ihnen bei dem Gebiet auf jeden Fall durch die Prüfung hilft. Unser Produktionspensum lag bei monatlich einem Buch und jetzt ...?
Das sind eben die Kompromisse an den Alltag.

Atmungsorgane

Wenn Sie wissen wollen, ob es nur daran liegt, daß sich Ihre Praxis im 5. Stock befindet, oder ob es doch vielleicht noch eine andere Erklärung gibt, warum Ihre Patienten immer so kurzatmig sind, dann können Sie hier Ihr Prüfungswissen auf Vordermann bringen.
50 Fragen, sozusagen "aus der Luft gegriffen", damit Ihnen in der Prüfung nicht die Puste ausgeht.

Dr. med. P. Rommelfanger

Amtsarztfragen

für
die
Heilpraktikerprüfung

ATMUNGSORGANE

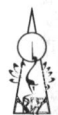

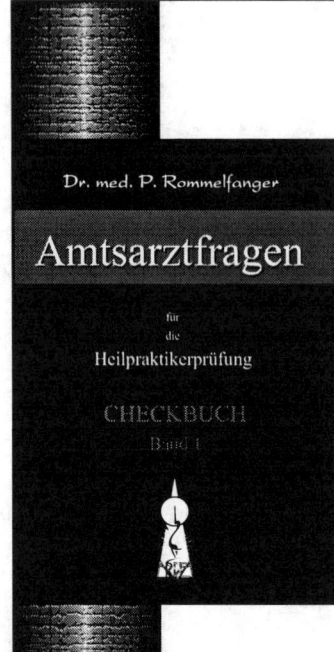

Dr. med. P. Rommelfanger

Amtsarztfragen

für
die
Heilpraktikerprüfung

CHECKBUCH
Band 1

Checkbuch Band 1

Der einzige Nachteil unserer Bücher ist, daß Sie beim durcharbeiten die Antwort auf **ein Stoffgebiet** einschränken können. Einen echten Stand, wie weit Sie fit sind für die Prüfung, konnten Sie so nicht feststellen.

Das hat jetzt ein Ende!

Hier ist also ein Band mit 4 simulierten Prüfungen, gesammelt aus allen Bänden, die zu diesem Zeitpunkt auf dem Markt waren, aufbereitet gemäß der **zentralisierten Prüfungsordnung** mit ...

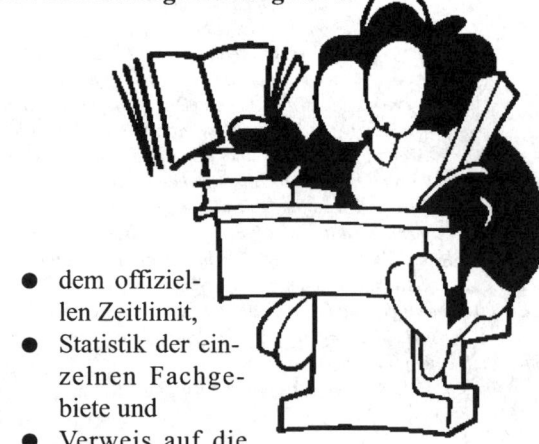

- dem offiziellen Zeitlimit,
- Statistik der einzelnen Fachgebiete und
- Verweis auf die ausführlichen Kommentare in unseren Büchern.

Anhand des **Auswertungsteils** können Sie Ihre eigene Statistik aufstellen und Wissenslücken gezielt angehen.

Weitere Bände sind in Vorbereitung ...

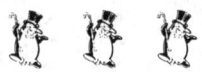
Vademecum für die Psychotherapeutenprüfung

Damit es nicht heißt, wir lassen die "**naturheil-kundlichen Psychotherapeuten im Sinne des Heilpraktikergesetzes**" zu kurz kommen, haben wir uns an die Arbeit gemacht den Stoff auch für die Psychotherapeuten zusammenzustellen, den Sie für Ihre Prüfung brauchen.

Ist schon bei den HP's die allgemeine und besondere Handhabung der Bestimmungen oft die reinste Nebel(grau)zone, so ist es hier noch schlimmer, weshalb wir auch glauben, daß hier ein Vademecum noch dringlicher war. Nachdem hier auch viel ausgebildet wird ohne fachlichen Hintergrund, gibt Ihnen der Band wenigstens einen (blau-)roten Faden als Orientierung in die Hand.

Dieser Band stellt also das abolute Basic dar - der Inhalt sollte demgemäß auch im bewußtseinsgetrübten Zustand sitzen.

Unbedingt auswendig lernen!!

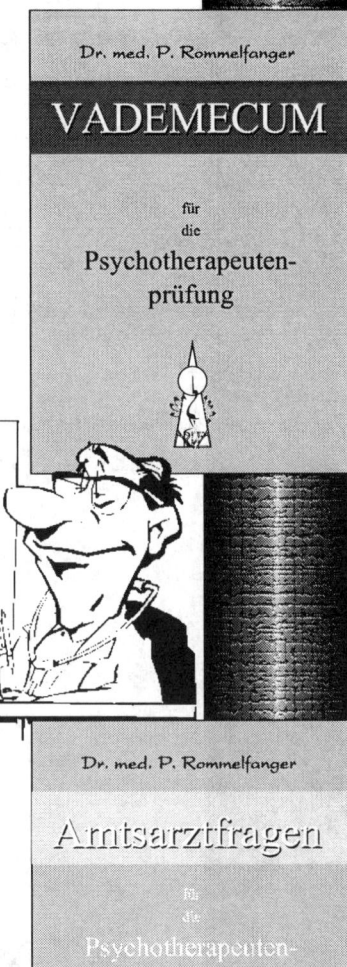

Amtsarztfragen für die Psychotherapeutenprüfung Band 1

Na, endlich!!! So leid es uns tut, dieser Band hat gedauert. Einmal waren bisher einfach zu wenig Prüfungen durchgeführt worden, um hier schon von prüfungsrelevanten Fragen zu sprechen.

Zum Zweiten hatten wir natürlich, dadurch bedingt; auch einfach bisher sehr wenig Material.

Der dritte Punkt ist, daß hier natürlich die Interpretationsmöglichkeiten bei der Beantwortung entsprechend groß sind. *Wenn ich alleine daran denke, durch welche Wälzer sich unsere arme Frau Dr. durchgebissen hat, um speziell für den zweiten Band, der im Augenblick in Arbeit ist, gesetzlich relevante Antworten zum Unterbringungsgesetz zu finden ...*

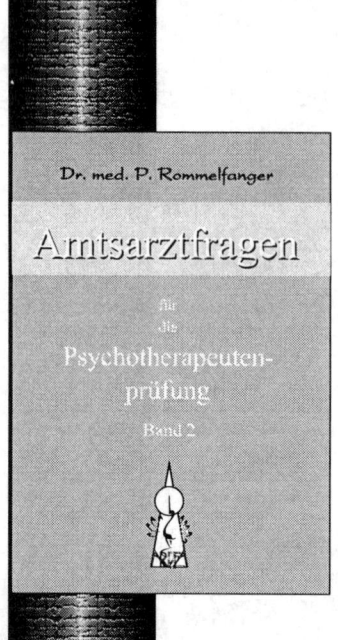

Amtsarztfragen für die Psychotherapeutenprüfung Band 2

Dafür haben wir hier gute Nachrichten.

Es wird als nächstes einen 2. Band der Prüfungsfragen für die Psychotherpeuten geben.

"Na, das wäre jetzt aber nicht nötig gewesen" oder "warum gibt's nicht statt dessen ...?", so höre ich vereinzelte Stimmen hauptsächlich aus dem Lager der Heilpraktiker. Für uns wäre es auch einfacher gewesen, Ihnen weitere Bände aus Ihrer Fachrichtung aufzulegen - denken Sie alleine an die Folgebände zu den Themen, die schon so vielversprechend mit Band X .. anfangen.

Aber ... die letzte Prüfung bei den HP's hat uns deutlich gezeigt, daß man sich an oberster Stelle daran erinnert, **daß der Heilpraktiker berechtigt ist, psychotherapeutisch tätig zu sein.**

Da ist es nicht mehr als recht und billig, daß sich das auch im Prüfungsstoff niederschlägt.

Das ist also der Blickwinkel aus der Sicht der Heilpraktiker.

Darüberhinaus sollten wir uns, aus einer gewissen Kollegenschaft heraus, verbunden und solidarisch fühlen. Die Prüfungen sind, besonders in Hinblick auf die Ausbildung, ...schwer und es gibt einfach keine vernünftige Schützenhilfe. Deshalb ...

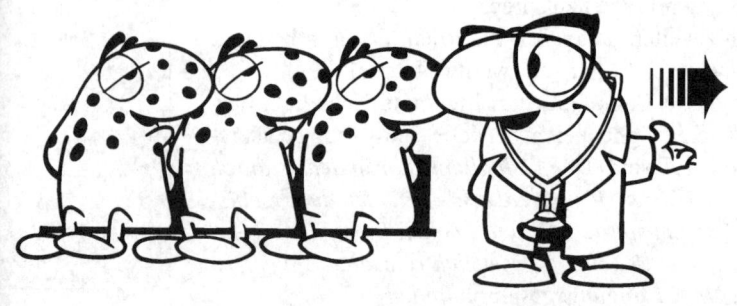

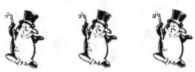

Laborwerte

Die Liste wäre nicht komplett ohne unsere Laborwert-
karten.

Leider ebenfalls ohne Abbildung - aber trösten Sie sich
- es gibt hier nichts, was man Ihnen nicht auch be-
schreiben kann.

Wir, das heißt Frau Dr. Rommelfanger, haben Ihnen
die wichtigsten Laborwerte auf eine Karte gedruckt.
So weit - so gut. Damit Sie die Karte aber auch im
Praxiseinsatz verwenden können, haben wir die Karten (in Handarbeit) **eingeschweißt.**

Das war aufwendig, aber dafür können Sie jetzt lok-
ker Ihren Kaffee damit umrühren.

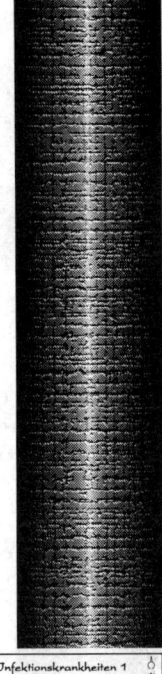

Poster der Infektionskrankheiten

Viel hilft Sie Ihnen nicht, die Abbildung der Poster,
resp. eines Posters, aber Sie kennen uns ja - was wir
machen ist einfach gut.

Damit Sie trotzdem nicht ohne vorherige Information
die Poster bestellen müssen, hier eine Kurzfassung:
Wir haben die ganzen Prüfungsrelevanten Infektionskrankheiten aufgeteilt nach der Meldepflicht:

- Verdacht, Erkrankung und Tod,
- Erkrankung und Tod
- Tod, § 45 Geschlechtskrankheiten

Sie sehen, wir bringen System in die Lernerei. Damit
Sie sich auch optisch eine Leitlinie aufbauen, haben
wir die Postern mit kleinen, oft auch lustigen Ikonen
(Icons - Bildelementen) gespickt. Sie finden auf den
Postern alle Prüfungsrelevanten Angaben wie Über-
träger, Inkubationszeit etc.

Hier **müssen wir** als einzige Ausnahme das Porto mit
6,10 DM berechnen - in eine Verpackung gehen aber
bis zu 6 Poster!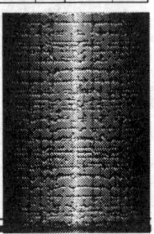

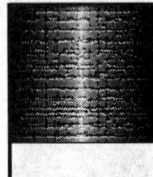

Dr. med. P. Rommelfanger

Amtsarztfragen

f r
die
Heilpraktikerpr fung

HNO
Auge

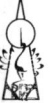

HNO/Auge

Wir haben etwas neues für Sie?

Na, ganz so neu ist der Band auch wieder nicht. Aber er ist bemerkenswert. Nicht nur in der derzeitigen Auflage - die ist nämlich am Buchrücken nicht bedruckt (*vielleicht ist der Fehldruck eines Tages für Ihre Enkel oder Urenkel so etwas wie die blaue Mauritius*) - nein, auch vom Thema her ist der Band beachtlich.

Hier geht es also mal der Rübe an den Kragen. Für die, die es gerne etwas enger sehen, stehen hier Hals, Nase, die Ohren und unser optisches System - die Augen - im Mittelpunkt des Prüfungsgeschehens.

Wir haben uns thematisch wieder vom Aufbau einer guten Ausbildung leiten lassen und hier die verschiedenen (*Sinnes-*)organe zusammengefaßt.

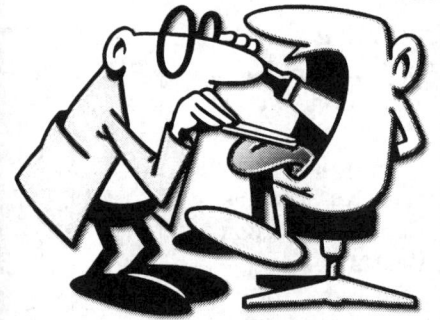

Falls Sie sich jetzt fragen, warum extra HNO, wo Sie doch schon die Atmungsorgane haben ... gehen Sie geradewegs in den Karzer, gehen Sie nicht über Start, kassieren Sie auch keine Prämie und setzen Sie sich auf den Hosenboden, bis Sie die Antwort wissen (*frei nach Monopoly*). Wenn Sie glauben, das sei zu hart, dann hätten Sie den Blick von unserer Frau Dr. sehen sollen, den ich geerntet habe, als ich die Frage stellte, wie ich Ihnen das am besten erklären soll.

HNO fängt demnach da an, wo die Atmungsorgane aufhören - ansonsten sind das ganz unterschiedliche Gebiete. Dafür dürfen Sie aber auch etwas aufatmen, denn wir haben, trotz des umfangreichen Stoffgebietes, 50 Fragen für ausreichend gehalten.

Neuraltherapie

Einführung und wissenschaftliche Grundlagen der
psychoneuralen Therapie nach Dr. med. P.
Rommelfanger®.
Jetzt aber ....

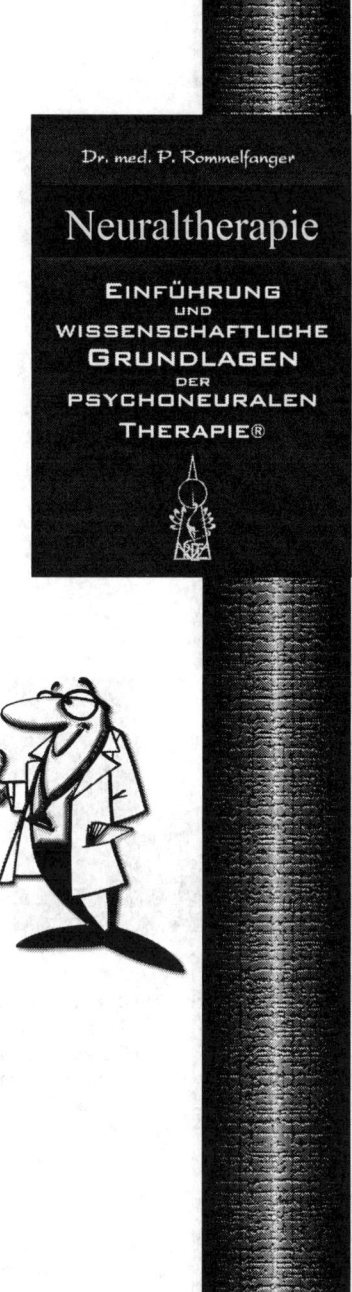

Dr. med. P. Rommelfanger

Neuraltherapie

EINFÜHRUNG
UND
WISSENSCHAFTLICHE
GRUNDLAGEN
DER
PSYCHONEURALEN
THERAPIE®

Hier betreten wir endlich unser eigentliches Revier.
Mit diesem Werk schafft Frau Dr. Rommelfanger die
Grundlagen, mit denen die Phänomene erklärbar wer-
den können, über die sich im Augenblick die gelehrte
Welt den Kopf zerbricht.

Während man sich noch an anderen Stellen die Wir-
kungsweise verschiedener alternativmedizinischer
Therapien nicht erklären kann, hat hier Frau Dr.
Rommelfanger einen Teil Ihrer Erkenntnisse am
Beispiel der Neuraltherapie zusammengefasst.

Der Reihentitel heißt denn auch schon recht vielversprechend „Schriften zur Neuraltherapie", mit
anderen Worten - es ist noch mehr geplant. Dieser
erste Band erklärt nicht nur Grundprinzipien und
Wirkungsweisen der Neuraltherapie, er gibt auch
einen ersten Einblick in die Besonderheiten der
psychoneuralen Therapie®. Diese Weiterentwicklung
der klassischen Neuraltherapie nach Hunneke ist die
persönliche Leistung von Frau Dr. Rommelfanger. Der
Band ist ein erstes Resümee aus 20 Jahren Arbeit und
Forschung und zeigt bereits an, was wir für die Zu-
kunft noch erwarten dürfen.

Das Erscheinungsdatum ist im Augenblick für den
Oktober/November 98 geplant. Der Preis steht noch
nicht fest, da wir hier eine hardcover-Version planen.

Inhaberin der Schutzmarke „psychoneurale Therapie" ® ist - wer
sonst anders - Frau Dr. Rommelfanger.

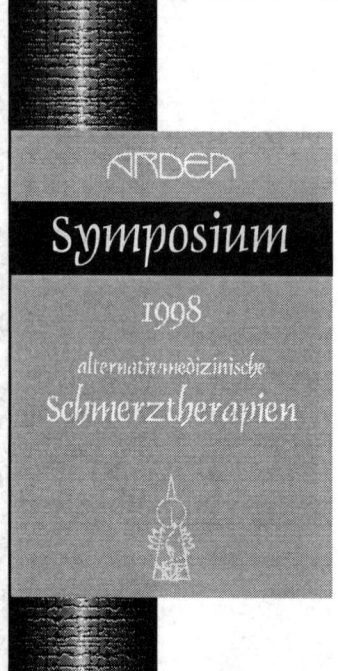

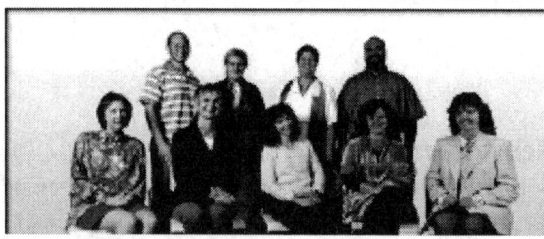

Die ARDEA - Symposien

1998
Alternativmedizinische Schmerztherapien

Ei was ...?

Wie bereits mehrfach angedeutet werden wir eine Kurzfassung unserer Symposien als Buch herausgeben. Es werden hier also neben Frau Dr. Rommelfanger die Dozenten unserer Symposien zu Wort kommen. Gemäß unseres Programmes 98 dürfen Sie also folgende Beiträge erwarten:

Frau Dr. med. Petra Rommelfanger	**Neuraltherapie**
Herr Ernst Berger	**Massage**
Frau Carmen Schwind	**Ohrakupunktur**
Frau Gabriela Wagener-Ewald	**Phytotherapie**
Frau Dr. med. Petra Rommelfanger	**Triggerpunkte**
Herr Ernst Berger	**Chiropraxis**
Frau Dr. rer. biol. hum. Michaela Schricker-Böhm	
	Psychosomatik des Schmerzes
Herr Ernst Berger	**Ganzheitliche Betrachtung des Schmerzes**
Frau Renate Gottwald	**Gestalttherapie nach Frederick Salomon Perls**
Frau Christa Stern	**Progressive Relaxation**
Frau Carmen Schwind	**Autogenes Training - Hypnose**
Herr Ernst Berger	**Die Kausalität im Schmerzerleben**
Frau Dr. med. Petra Rommelfanger	**Reinkarnationstherapie**
Frau Stephanie Helgert	**Akupunktur**
Frau Gabriela Wagener-Ewald	**Ayurveda**
Herr Dr. rer. Nat. Bernhard Hubner	**Gesunde Ernährung und Lebensweise**
Frau Dr. med. Petra Rommelfanger	**Ausleitungsverfahren**
Frau Dr. med. Petra Rommelfanger	**Verhaltenstherapie**
Frau Renate Gottwald	**Logotherapie und Existenzanalyse nach Viktor Emil Frankl**
Herr Oliver Herrmann	**Reiki**

Das Erscheinungsdatum hierfür ist im Augenblick für die Jahreswende 98/99 geplant. Der Preis steht auch hier noch nicht fest, da ich den Seitenumfang etc. noch nicht kenne.

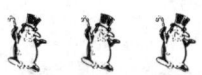

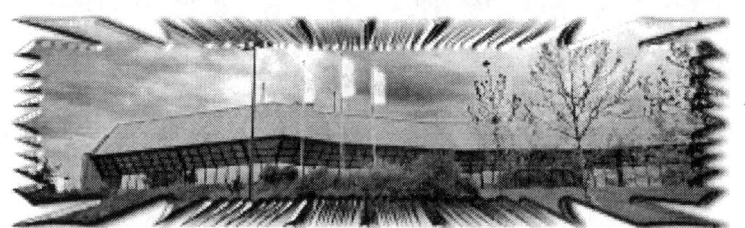

Die ∩RDE∩ - **Symposien**

1999
Alternativmedizinische Therapien bei
Erkrankungen des Gefäßsystems

Jaja, Sie sollten schon einmal einen Knoten in Ihren Taschenkalender

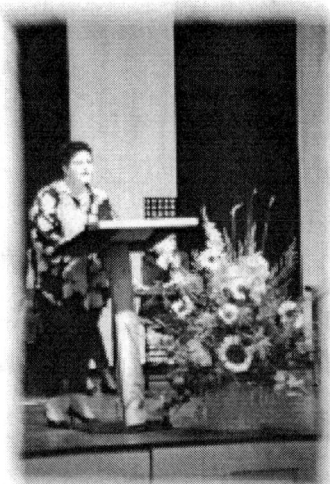

machen. Für 1999 steht das Thema schon fest. Was uns im Augenblick noch fehlt, ist der **Veranstaltungsort** - oder das genaue **Datum** - je nachdem, wie man den Gaul aufzäumt. Die Stadthalle in Fürth ist leider zu dem Termin, den wir gerne hätten, schon vorreserviert (allerdings vorerst einmal nur als Option), aber die restlichen Raumangebote sind nicht ganz so die „Bringer". Unser Wunschdatum ist der 25./26. Juli. Entweder also findet die Veranstaltung an dem Datum an einem anderen Ort statt, oder am darauffolgenden Wochenende in der Stadthalle Fürth.

Genaueres wird sich noch zeigen. Sie wissen ja, Internet unter **ardea.de**

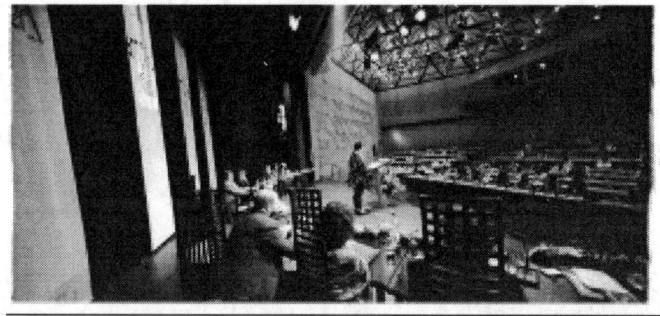

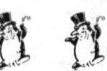